Denize Krauspenhaar, Daniela Erdmann

Qualität!
QM in der Hebammenarbeit

1. Auflage 2015
Elwin Staude
Verlag GmbH,
Hannover

ELWIN
STAUDE
VERLAG

1. Auflage 2015

Postfach 510660, 30636 Hannover
www.staudeverlag.de

Lektorat: Britta Zickfeldt, Maike Ehmann
Titelbild: Fotolia © contrastwerkstatt, U1; Martin Erdmann, U4 u.
Umschlaggestaltung und Satz: typotime, Bad Salzdetfurth
Druck: druckhaus köthen, Köthen

ISBN: 978-3-87777-130-3

Das WebPlus
Als WebPlus zu diesem Buch stehen Ihnen auf der Internetseite des Elwin Staude Verlags Beispiele ausgefüllter Vorgabedokumente und weitere Informationen zum Thema Qualitätsmanagement zur Verfügung. Sie finden die Downloads unter www.staudeverlag.de/webplus.
Der Code zu diesem Buch lautet: yluzlr

Wichtige Hinweise
Die Ratschläge, Empfehlungen und therapeutischen Angaben in diesem Buch, insbesondere von Medikamenten, ihrer Dosierungen und Applikationen, wurden von den Autorinnen und dem Verlag nach bestem Wissen und Gewissen erarbeitet und sorgfältig geprüft.

Da die Entwicklung in Wissenschaft und Medizin jedoch stetig voranschreitet, menschliche Irrtürmer und Druckfehler nie völlig auszuschließen sind, übernimmt der Verlag für derartige Angaben keine Gewähr. Jede Leserin und jeder Leser ist daher dringend aufgefordert, alle Angaben in eigener Verantwortung auf ihre Richtigkeit zu überprüfen.

Sofern in diesem Buch eingetragene Warenzeichen, Handelsnamen und Gebrauchsnamen verwendet werden, auch wenn diese nicht als solche gekennzeichnet sind, gelten die entsprechenden Schutzbestimmungen.

Inhaltsverzeichnis

Vorwort

Qualitätsmanagement (QM), die neue Pest. Eingeführt, um uns zu quälen. Die Krümmung der EU-Gurke im Kreißsaal. Geburten standardisieren, eine Erfindung der Normierungs-Mafia.

Ja, es stimmt, QM erscheint zunächst lästig und macht Arbeit. Aber wagen Sie es – wenn auch mit einem kleinen Seufzen – einmal unvoreingenommen auf das Thema zu schauen. Aus der eigenen Perspektive, aber auch aus der Perspektive der Frauen und Kinder, die wir betreuen.

Aus der eigenen Perspektive ist QM ein bisschen wie den Dachboden aufräumen. Es macht Arbeit, ganz klar – aber danach findet man auf einmal alles wieder. Das Gute am QM ist, dass es danach so bleibt: aufgeräumt und strukturiert. Dann arbeitet das System die Zeit wieder rein, die man vorher investiert hat. Nicht zuletzt profitieren die Kolleginnen, mit denen wir zusammenarbeiten – sie können sich über klare Kommunikationsstrukturen und verlässliche Arbeitsabläufe freuen. Das ist ungemein praktisch für Vertretungssituationen, und es erhöht dazu die Patientensicherheit: Was strukturiert und verlässlich festgelegt ist, wird nicht so schnell vergessen.

Und aus der Sicht der betreuten Frauen? Sie haben das Recht, eine verlässliche und nachvollziehbare Qualität zu bekommen, wenn sie sich uns anvertrauen.

Sich fortbilden, das Arbeitszeug in Schuss halten, verlässliche Kommunikationsstrukturen unterhalten, klare Vertretungsregelungen organisieren – all das kann auch ohne QM funktionieren. Manchmal. Wenn es nicht funktioniert, merkt die Frau das spätestens, wenn sie die Vertretung nicht erreicht, ein abgelaufenes Medikament erhält, eine veraltete Therapieempfehlung bekommt, feststellt, dass die Absprachen zwischen Klinik und freiberuflicher Hebamme nicht funktionieren. Das fällt nicht unter den Begriff der Fairness. QM verhilft uns zu einer verlässlichen und nachvollziehbaren Struktur und sorgt damit für eine transparente und hohe Qualität unserer Arbeit. Das kommt uns selber genauso zugute wie den Familien, die sich uns anvertrauen.

Mit dem Buch von Denize Krauspenhaar und Daniela Erdmann liegt endlich eine Handreichung vor, die uns dabei hilft, QM für die freiberufliche Hebamme zu verstehen und vielleicht sogar Lust darauf zu machen – klar, logisch aufgebaut, gut strukturiert, einfach.

Ich wünsche allen Kolleginnen einen guten Start mit QM – keine Hebamme, die gute Arbeit macht, braucht davor Angst zu haben. Wir können es nutzen, um stolz und selbstbewusst unsere gute Hebammenarbeit sichtbar zu machen.

Schellerten, im Juli 2015 Christiane Schwarz

Einleitung

Mit dem vorliegenden Buch halten Sie einen Leitfaden in der Hand, der Ihnen dabei helfen wird, sich in der Struktur des Qualitätsmanagements (QM) zurechtzufinden.

Der erste Teil des Buches geht auf die verschiedenen Strukturen und die Begrifflichkeiten von Qualität und Qualitätsmanagement ein. Hier erfahren Sie, was für die Hebammenarbeit wichtig ist und welche gesetzlichen und behördlichen Vorschriften Sie in Ihrer Tätigkeit berücksichtigen müssen.

Das Herzstück des Buches ist das Kapitel, in dem „Das eigene QM-System" (S. 27) beschrieben wird. Hier führen wir Sie Schritt für Schritt durch den Aufbau eines eigenen QM-Systems und erläutern die Anforderungen mit Beispielen aus der Praxis. Mit diesem Wissen und anhand der Beispiele können Sie einen direkten Bezug zur eigenen Arbeit herstellen und die Anregungen direkt in Ihrem Arbeitsalltag umsetzen.

Im Kapitel „Nachweis der Qualität" (S. 64) gehen wir auf die Möglichkeiten ein, wie Hebammen die Qualität für sich und für Dritte nachweisen können. Wir geben Ihnen Beispiele zur Ermittlung der Kundenzufriedenheit bis hin zur Überprüfung der Qualität durch Selbst- und Fremdbewertung.

Wir hoffen, Ihnen mithilfe dieses Buches Lust auf QM zu machen. Sehen Sie QM als Chance, sich in Ihrer Arbeit weiterzuentwickeln! Vor allen Dingen möchten wir Ihnen zeigen, dass die Individualität unserer guten und wichtigen Arbeit auf allen Ebenen erhalten bleibt, da diese ein Fundament des situationsangepassten Arbeitens für Mutter, Kind und Familie ist.

Auf detaillierte Vertragsinhalte haben wir bewusst verzichtet, da sie Änderungen unterliegen können.

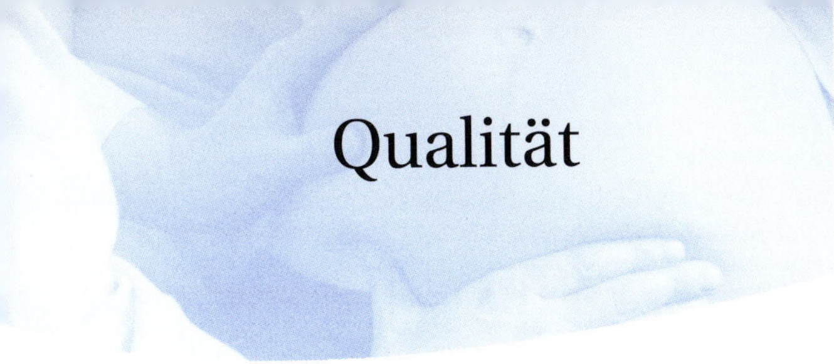

Qualität

„Vorstellungen über das, was die Qualität eines Produkts ausmacht, sind deutlich älter als das, was unter Qualitätsmanagement heute verstanden wird. Über Qualität wird schon seit Jahrtausenden diskutiert, dagegen ist Qualitätsmanagement ein moderner Begriff, der noch keine fünfzig Jahre alt ist."
Pfundtner 2001

Das Wort „Qualität" hat seinen Ursprung vor Christi Geburt. Der Begriff hat sich über die Jahrtausende bis heute einem steten Wandel unterzogen: von den philosophischen Grundgedanken bis zu heutigen Organisationsstrukturen einer ganzen Wirtschaft.

Der Begriff

Der Begriff Qualität kommt aus dem Lateinischen:

Qualis = Beschaffenheit = Art und Weise

Qualitas = Verhältnis zu den Dingen = Eigenschaft, auch Verhältnis zu Dingen und Prozessen

Qualia (Quale) = Begriff aus der analytischen Psychologie des Geistes = phänomenale Eigenschaft von mentalen Zuständen (Empfindung/Wahrnehmung)

Wir nutzen den Begriff Qualität in den unterschiedlichsten Bereichen des täglichen Lebens – und dennoch ist das, was wir mit ihm ausdrücken möchten, häufig nicht greifbar oder in der Kommunikation nicht eindeutig. Was meinen wir, wenn wir die Qualität der Äpfel bemängeln oder darüber sprechen, dass uns die Stoffqualität des neu gekauften T-Shirts gefällt? Hat der Apfel eine Druckstelle? Und ist der haptische Eindruck des T-Shirts, das wir gelobt haben, besonders schön oder hat es einer ersten Reißprobe standgehalten?

Qualität drückt sich unterschiedlich aus – und wird unterschiedlich wahrgenommen. Wird Qualität beurteilt, kann das subjektive oder objektive Gründe haben. Objektiv gesehen ist der Apfel nicht mehr von hoher Qualität, wenn er eine Druckstelle hat. Aber um daraus Apfelmus herzustellen, ist er noch gut genug. Subjektiv gesehen kann der Apfel dem einen besonders gut schmecken, weil er so wunderbar süß ist, dem anderen aber genau aus demselben Grund nicht schmecken, weil er eher saure Äpfel bevorzugt. Die Aussage, dass der Apfel besonders lecker ist, ist also eher subjektiv.

Das Wort Qualität findet sich nicht nur in der Beurteilung von Waren, wie dem Apfel oder dem T-Shirt, wieder. Auch eine Dienstleistung oder eine Beziehung zwischen Menschen kann anhand persönlicher Qualitätsindikatoren beurteilt werden.

Bei einer Dienstleistung wie zum Beispiel der Hebammenarbeit wird die Qualität anhand der erbrachten Leistung gemessen. Die Frauen und Familien werden die Qualität der Leistungen u.a. daran messen, ob sie das erhalten haben, was sie erwartet haben. Darüber hinaus spielt bei der Beurteilung der Qualität einer Dienstleistung noch ein anderer Faktor eine Rolle, nämlich die Frage, wie die Leistung erbracht wird. Zum Beispiel kann eine Hebamme fachlich unglaublich gut sein und dennoch kommt die Frau auf der Beziehungsebene mit der Hebamme nicht klar. Bei dieser Frau wird die Hebamme trotz ihrer fachlichen Kompetenz keine hohe Kundenzufriedenheit erzielen. Gerade in der Dienstleistung spielt die subjektive und objektive Wahrnehmung des Kunden eine zentrale Rolle für die Qualitätsbeurteilung.

Eben aufgrund der Interpretationsmöglichkeiten von Qualität und der häufig nicht eindeutigen Kommunikation ist es wichtig, die Qualität der Hebammenarbeit genau zu definieren. Nur so kann sichergestellt werden, dass alle über das gleiche reden und die Frau auch die Qualität erhält, die sie erwartet und laut Leistungsbeschreibung erwarten kann.

Qualitätsmanagement

„Stimmen die Namen und Begriffe nicht, so ist die Sprache konfus. Ist die Sprache konfus, so entstehen Unordnung und Misserfolg. Gibt es Unordnung und Misserfolg, so geraten Anstand und gute Sitten in Verfall. Sind Anstand und gute Sitte in Frage gestellt, so gibt es keine gerechten Strafen mehr. Gibt es keine gerechten Strafen mehr, so weiß das Volk nicht, was es tun und was es lassen soll. Darum muss der Edle die Begriffe und Namen korrekt benutzen und auch richtig danach handeln können. Es geht mit seinen Worten niemals leichtfertig um."

Konfuzius (551–479 v. Chr.), Philosoph

Qualitätsmanagement (QM) bedeutet nichts anderes, als sich der einzelnen Prozesse, also seiner Tätigkeiten, bewusst zu werden, sie für jeden transparent zu machen, sie von Zeit zu Zeit zu überprüfen und sie ggf. fortlaufend zu verbessern. Nur was wir definieren, können wir und Dritte überprüfen. Nur wenn eine Hebamme die von ihr betreuten Frauen darüber aufklärt, was ihr Leistungsangebot ist, was in den Leistungen enthalten ist und mit den Frauen die Ziele der Betreuung definiert, können die Frauen später beurteilen, ob sie im Rahmen der Betreuung erhalten haben, was ihnen zugesagt worden ist.

Ein einfaches Beispiel: Wenn die Hebamme definiert und auch kommuniziert (!), wann sie für die von ihr betreuten Frauen erreichbar ist, dann misst sich die „Qualität" genau an dieser Definition. Vergisst die Hebamme z.B., einer Frau im Falle ihrer Abwesenheit den Kontakt zu ihrer Vertretung mitzuteilen, dann wird sie der abgesprochenen Leistung nicht gerecht – und die Frau erlebt einen Mangel an Qualität.

Die Hebamme steuert und lenkt mit dem QM aktiv die Qualität ihrer Arbeit, indem sie sich ihrer einzelnen Arbeitsschritte bewusst wird und ihre Arbeit analysiert und sie ggf. verbessert.

Qualitätsmanagementsystem

„Wer alle Probleme geistig in geordnete Form packen kann, vermag bestens zu delegieren, ohne je die Übersicht zu verlieren. Ein ordnungsliebender Manager arbeitet meines Erachtens leichter."

Wolfgang Habbel (*1924), Automobilmanager

QM ist ein System, das einen darin unterstützt, erbrachte Qualität zu erkennen, sichtbar und damit überprüfbar zu machen und ggf. zu verbessern – und damit ist es eine hervorragende Arbeitshilfe im beruflichen Alltag.

Es gibt nicht das „eine" QM-System. Jede Hebamme muss ein für sich passendes System entwickeln, das ihre individuellen Arbeitsstrukturen abbildet und unterstützt. Dabei muss sie die gesetzlichen und behördlichen Vorschriften berücksichtigen – wie sie diese Vorschriften umsetzt, kann sie aber frei gestalten.

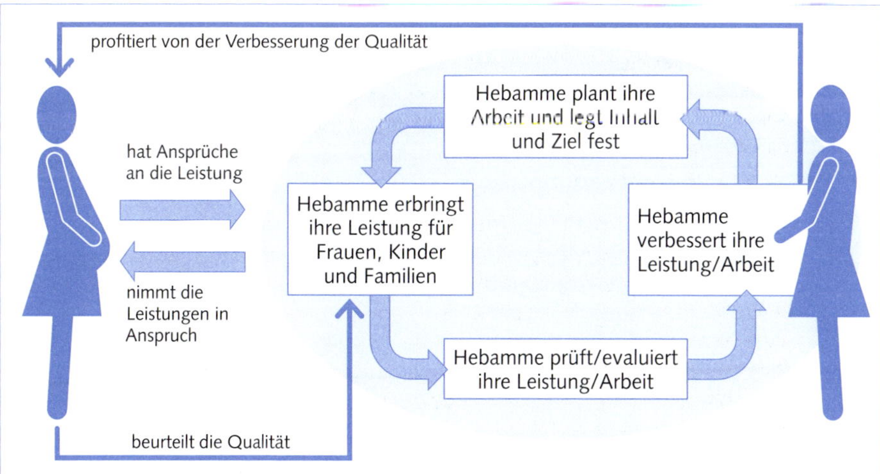

Abbildung 1: Das QM-System im Schaubild

Geschichtlicher Exkurs

Entstehung des heutigen Qualitätsmanagements

Das Wort „Qualitätsmanagement" gibt es bereits so lange, wie es den Austausch von Waren gibt. Wer eine Ware erhält, prüft diese auf ihre Qualität. Durch den zunehmenden Handel im Mittelalter wurde das Interesse am Thema Qualität immer größer und die Zünfte verfassten Vorschriften, wie Qualität kontrolliert werden sollte. Mit der Industrialisierung und vor allem durch die Einführung der Fließbandarbeit hat das Wort Qualität und das Managen dieser Qualität eine neue Dimension erreicht.

Als der Amerikaner Henry Ford (1863–1947) die Fließbandarbeit in die Automobilbranche einführte, konnte er die Produktion steigern und den Kontrollaufwand minimieren. Frederick Winslow Taylor (1841–1925) nutzte das QM in seiner Massenproduktion noch gezielter: Vor dem Hintergrund betriebswirtschaftlicher Interessen durchdachte und überprüfte er alle Produktionsprozesse einzeln. So konnte er Inspekteure einsetzen, die sich ausschließlich mit der Kontrolle einzelner Arbeitsprozesse beschäftigten. Mit der Einführung von EDV eröffneten sich für das QM neue Möglichkeiten. Vor allem profitierte die Luftfahrt während des zweiten Weltkriegs.

Die heutige Normenreihe der ISO-9000-Gruppe hat ihren Ursprung im militärischen Bereich. Nach dem Krieg ließ das Interesse am QM in den USA nach, da sich der Absatz der Produkte auch ohne QM gut entwickelte. Dagegen war Japan mit seiner aufstrebenden Industrie sehr an der Einführung von QM interessiert. Der QM-Experte W. E. Deming brachte die Qualitätskontrolle in den 60er Jahren nach Japan. Sein „Qualitätskreislauf" hat hier seinen Ursprung und ist heute noch fester Bestandteil des QM: Abweichungen in der Qualität werden analysiert, die Ursache gesucht und abgestellt.

QM entwickelte sich in den folgenden Jahren mehr und mehr zu einer Managementphilosophie, in deren Mittelpunkt der Kunde steht. In den 80er Jahren mündete diese Philosophie in die Norm „ISO 9000" ff. Innerhalb dieser Norm verpflichten sich Organisationen dazu, intensiv an ihrer Qualität zu arbeiten, um dadurch die Kundenzufriedenheit zu sichern.

Deming entwickelte seinen Qualitätsregelkreis weiter zum PDCA-Zyklus (s. Kapitel „PDCA-Zyklus", S. 57). Im Jahr 2000 wurde die Norm 9001 (s. Kapitel „Din EN ISO 9001:2008", S. 12) überarbeitet, so dass hier die Ansprüche an ein QM-System im Sinne der Norm klar ersichtlich sind. Obwohl die Norm damals von Ingenieuren entwickelt wurde, erweiterte sich der Kreis der Interessenten schnell von der produzierenden Industrie hin zum Dienstleistungsgewerbe. Zu diesen Dienstleistern zählt auch das Gesundheitswesen.

Es gibt ein paar wenige Unterlagen, „Gerüste" (siehe Arbeitshilfen Seite 74), auf die Hebammen zurückgreifen können, um ein eigenes QM-System aufzubauen – grundsätzlich ist ein QM-System aber ein individuell zusammengestelltes System.

Das Wichtigste bei der Erstellung eines eigenen Systems: dass es von der Hebamme genutzt und gelebt wird. Denn auch das beste QM-System ist wertlos, wenn die Hebamme nicht damit arbeitet. Der Aufbau eines QM-Systems ist ein Prozess: Am Anfang steht kein komplettes System, sondern Teile des Systems, die sich mit der Zeit von alleine weiter entwickeln. Am Anfang ist weniger häufig mehr, weswegen in der Aufbauzeit vor zu vielen ungenutzten Papieren und Dokumenten nur gewarnt werden kann.

QM im Gesundheitswesen

Das Gesundheitssystem ist ein wesentlicher Eckpfeiler im Deutschen Sozialsystem. Im Jahr 2013 wurden laut Statistischem Bundesamt insgesamt 314,9 Milliarden Euro für Gesundheit in Deutschland ausgegeben, das sind ca. 11 % des Bruttoinlandproduktes. Die Kosten steigen kontinuierlich an und liegen derzeit bei fast 4.000 Euro pro Kopf. Die Mutterschaftsleistungen betragen hiervon 941 Millionen Euro im Jahr 2013 – das sind 0,3 % der Gesamtausgaben im Gesundheitssystem.

Durch die hohen Ausgaben des Gesundheitswesens steigt der Druck auf das System und damit auch auf die einzelnen Bereiche der Gesundheitsorganisation. Es erfolgt eine Ökonomisierung des Gesundheitssystems, die Organisationen werden heute immer mehr als Wirtschaftsunternehmen gesehen. Hieraus entwickelte sich der Begriff „Gesundheitswirtschaft". Die Kostenträger fordern Transparenz in der Leistungserbringung und ihrer Qualität. Gesundheitliche Ressourcen sind effektiv und effizient zu erbringen. Daher fordert der Gesetzgeber die Ein- und Weiterführung eines Qualitätsmanagementsystems (§ 135a SGB V ff).

Ducan Neuhauser, ein amerikanischer Gesundheitswissenschaftler, äußerte sich zu der sich hieraus ergebenden Problematik:

„Das zentrale Problem der Organisation von Gesundheitseinrichtungen, insbesondere von Krankenhäusern, ist die Koordination hochspezialisierter Mitarbeiter im Zusammenhang mit der Behandlung unzähliger, individuell verschiedener Patienten mit oftmals unvorhersehbaren Bedürfnissen in Hinblick auf ihre medizinische Versorgung unter großem Zeitdruck."

Es wird zunehmend gefordert, die Leistung nach dem Nutzen für den Patienten zu beurteilen. Ein Qualitätsmanagement soll der Organisation dabei helfen, diese Zielsetzung zu steuern.

Hierfür stehen verschiedene Normen und Systeme zu Verfügung, wie z.B.:

- DIN EN ISO 9001:2008 Normenreihe
- DIN EN 15224:2012 (Norm der Gesundheitsversorgung)
- KTQ-Verfahren (Kooperation und Transparenz im Krankenhaus)
- EFQM-Modell (Selbstbewertungsverfahren)
- QEP-Verfahren (Qualität und Entwicklung in Praxen).

Unter Norm versteht man das, was allgemein als üblich und anerkannt gesehen wird. Auf die Erklärung der einzelnen Normen und Systeme wird hier bewusst verzichtet, da sie für freiberufliche Hebammen in Gänze nicht anwendbar sind. Trotzdem begegnen wir diesen QM-Systemen in Krankenhäusern und ambulanten Einrichtungen, wie z.B. den hebammengeleiteten Einrichtungen (Geburtshäusern). Diese sind gesetzlich verpflichtet, ein System in Anlehnung an die DIN EN ISO 9001:2008 einzuführen und aufrechtzuerhalten. Im Weiteren werden hier nur die wichtigen für Hebammen geltenden Normen beschrieben wie die DIN EN ISO 9001 und die DIN EN 15224.

Welche Systeme und Normen gelten für die freiberufliche Hebamme?

Das Gesundheitswesen ist seit den 80er Jahren mit der Umsetzung von QM beschäftigt. Es ist ein ständiger Wandel in diesem Bereich erkennbar. Die Gesundheitsorganisationen befinden sich im Bereich des QM auf verschiedenen Entwicklungsstufen. Es kristallisiert sich heraus, dass hier ein einheitliches Vorgehen sinnvoll ist. Daher ist abzuwarten, wie der Gesetzgeber sich gegenüber dieser Thematik verhält. In vielen Verträgen wird die DIN EN ISO 9001:2008 als Grundlage für eine Organisation verlangt. Inwieweit neue Normen wie die DIN EN 155224 die ISO 9001 ablösen ist abzuwarten.

Alle Normen gehen von der Steuerung einer Organisation aus. Entsprechend beschäftigen sich viele Abschnitte mit Informationsfluss, abgestimmten Prozessen und Schnittstellenmanagement. Es ist schwer, solch eine Norm auf eine allein arbeitende freiberufliche Hebamme – eine Einzelunternehmerin auf dem Gesundheitsmarkt – anzuwenden.

Es wird hier von „in Anlehnung an die Normen“ gesprochen, da die Norm nicht in Gänze zu erfüllen ist. Es sind Teilbereiche der Normen, auf die zurückgegriffen wird, die dabei helfen, ein QM-System aufzubauen.

DIN EN ISO 9001:2008

Diese Norm ist vielen bekannt. Aber was bedeutet „DIN EN ISO“ und wofür steht die Zahl 9001?

Die Abkürzungen stehen für Folgendes:
DIN = Deutsches Institut für Normen
EN = Europäische Norm
ISO = International Organization for Standardization

Die Zahlen legen fest, um welche Norm es sich handelt und in welchem Jahr sie erschienen ist oder überarbeitet wurde. Eine Neufassung der 9001 ist in Arbeit.

Die Norm 9001 legt für eine Organisation, eine Dienstleistung oder für Produkte die Mindestanforderungen an ein Qualitätsmanagementsystem fest. Die Norm ermöglicht, genau zu erkennen, welche Inhalte ein QM-System haben soll. Das Inhaltsverzeichnis setzt sich aus den Überschriften der einzelnen Punkte im QM-Handbuch und dessen Dokumente zusammen.

In der Norm 9001 steht der Kunde im Mittelpunkt. Auf der einen Seite stehen die Kundenanforderungen an ein Produkt und/oder eine Dienstleistung, auf der anderen Seite die Zufriedenheit des Kunden mit dem Produkt und/oder der Dienstleistung. Dazwischen gibt es definierte Schritte, die zur Zufriedenheit des Kunden führen.

Die Norm 9001 ist ein prozessorientiertes Qualitätsmanagementsystem (Prozess = Tätigkeit).

Sie beschreibt vier große Hauptprozesse:
1. Verantwortung der Leitung
2. Management von Ressourcen
3. Produktrealisierung/Dienstleitungserbringung
4. Messen, Analysieren und Verbessern

Um ein QM-System im Sinne der Norm 9001 aufzubauen, müssen im ersten Schritt die wichtigsten Prozesse festgelegt und beschrieben sein. Dabei muss klargestellt werden, welche Prozesse in Wechselwirkung mit anderen Prozessen stehen. Es wird von Lenkung des Prozesses gesprochen, was gleichbedeutend ist mit dem Steuern des Prozesses.

Was benötigt die Verantwortliche, um einen bestimmten Ablauf (Prozess) zu steuern? Sie benötigt in erster Linie die dafür notwendigen Ressourcen.

Wurde der Prozess durchgeführt, wird er analysiert, gemessen und gegebenenfalls müssen Maßnahmen getroffen werden, um den Prozess zu verbessern. Somit steht alles in einem ständigen Kreislauf von Realisation der Produkte bzw. der Dienstleistung, dem Ergebnis und der Kundenzufriedenheit.

Um diese Schritte in einem Unternehmen transparent zu machen, bedarf es einer Beschreibung der Prozesse. Dies geschieht im sogenannten Qualitätsmanagement-Handbuch. Das Handbuch ist nichts anderes als eine Gebrauchsanweisung für die Organisation und dessen QM-System.

In dem Handbuch wird das Leitbild des Unternehmens festgelegt bzw. die Firmenphilosophie und deren Ziel für den Kunden definiert. Weitere Kapitel beschäftigen sich mit der Leistung des Unternehmens, dem Bereitstellen und Managen von Ressourcen, der Produktgewinnung oder Dienstleistungserbringung mit seinen Prozessen (Tätigkeitsbeschreibungen) und am Ende die Überprüfung, Messung und ggf. Verbesserung des Produkts/der Dienstleistung und seiner Qualität.

Freiberufliche Hebammen können diese Norm kaum vollständig umsetzen, da sie keine Organisation sind, sondern Einzelunternehmerinnen. Daher können der Norm 9001 nur einzelne Bestandteile entnommen werden. Diese müssen klar benannt sein und damit auch nachvollziehbar für die Arbeit mit dem Qualitätsmanagement und dem Aufbau eines eigenen Systems.

Ein Beispiel kann die Prozesslandkarte nach der 9001 sein (s. Abbildung 2).

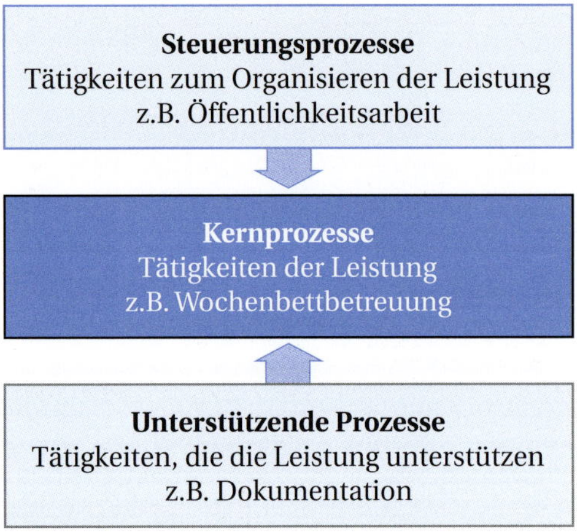

Abbildung 2: Prozesslandkarte nach der DIN EN ISO 9001

Bei der Prozesslandkarte werden die Steuerungsprozesse, die Kernprozesse und die unterstützenden Prozesse definiert. Im Einzelnen lassen sich für die Hebammenarbeit diesen drei Prozessen folgende Punkte zuordnen:

Steuerungsprozesse:
- Strukturdaten, Leitbild und Qualitätsziele
- Jahresauswertung, internes Audit, Selbstbewertung, Jahresziele
- Öffentlichkeitsarbeit
- Risikomanagement
- Fort- und Weiterbildung

Kernprozesse:
- Schwangerschaftsfeststellung
- Schwangerschaftsbetreuung
- Geburtsbegleitung
- Wochenbettbetreuung
- Kursleitung
- Still- und Ernährungsberatung

Unterstützende Prozesse:
- Lieferanten wie Apotheken
- Hygiene
- Gerätewartung
- Arbeits- und Gesundheitsschutz
- Umgang mit Daten
- Dokumentation
- Kooperationspartner

Diese Einteilung ist eine Orientierungshilfe für das eigene QM-System, da hier alle wichtigen Elemente der Hebammenarbeit beschrieben sind.

DIN EN 15224:2012

Die DIN EN 15224 ist eine Norm für den Bereich der Gesundheitsversorgung. Sie basiert auf der Grundlage der DIN EN ISO 9001. Bei der Anwendung der Norm 9001 auf den Gesundheitsbereich kam es zu Problemen in der Umsetzung einiger Teilbereiche. Die neue Norm 15224 soll diese Bereiche berücksichtigen und die Umsetzung erleichtern.

Es finden sich Bereiche in der Norm 15224, die gesondert betrachtet werden oder ganz neu auftauchen, z.B.
- die Verantwortung für ausgegliederte Prozesse (Dienstleister)
- die Einfügung des Risikomanagements in das QM-System
- interessierte Parteien (z.B. Angehörige)
- Wissensmanagement
- Vertraulichkeit (Schweigepflicht und Datenschutz).

Gerade der Bereich des Risikomanagements findet große Beachtung in dieser Norm. Mit der Risikominimierung lässt sich die Patientensicherheit steigern und somit auch die Qualität der Arbeit am Patienten.

Die Norm 15224 hat abweichend von allen anderen Normen Qualitätsvoraussetzungen, welche die Grundbasis für alle Organisationen, die im Gesundheitswesen tätig sind, darstellen.

Die folgenden elf Grundvoraussetzungen entsprechen unseren gesellschaftlichen Bedürfnissen und dem Anspruch an ein funktionierendes Gesundheitswesen.

Sie müssen alle beachtet werden, geprüft und nachweisbar sein:

1. angemessene, richtige Versorgung
2. Verfügbarkeit
3. kontinuierliche Versorgung
4. Wirksamkeit
5. Effizienz
6. Gleichheit
7. Evidenz- und Wissensbasierung
8. auf den Patienten sowie auf die körperliche, geistige und soziale Unversehrtheit orientierte Versorgung
9. Mitwirken des Patienten
10. Patientensicherheit
11. Rechtzeitigkeit/Zugänglichkeit

QM in der freiberuflichen Hebammentätigkeit

„Das Qualitätsmanagementsystem (QM-System) von freiberuflich tätigen Hebammen ... hat das vorrangige Ziel, die Qualität der Versorgung mit Hebammenhilfe, der medizinischen Versorgung und der Betreuungsqualität vor, während und nach der Geburt sicherzustellen und weiterzuentwickeln."
Rahmenvertrag § 134a SGB V

Die Qualität der Arbeit von Hebammen wird von unterschiedlichen Faktoren beeinflusst. Nicht nur Mutter und Kind als zentrale Leistungsempfänger bestimmen und beurteilen die Qualität der Arbeit, sondern weit mehr Menschen sind daran beteiligt. So auch die Familie von Mutter und Kind, Freunde, Nachbarn und letztlich deren gesamtes gesellschaftliches Umfeld. Die Qualität wird aber auch nach geltenden kulturellen und zeitgenössischen Regeln bewertet. Dabei spielen neben der jeweiligen persönlichen Situation auch die Ansprüche an unsere Arbeit eine Rolle.

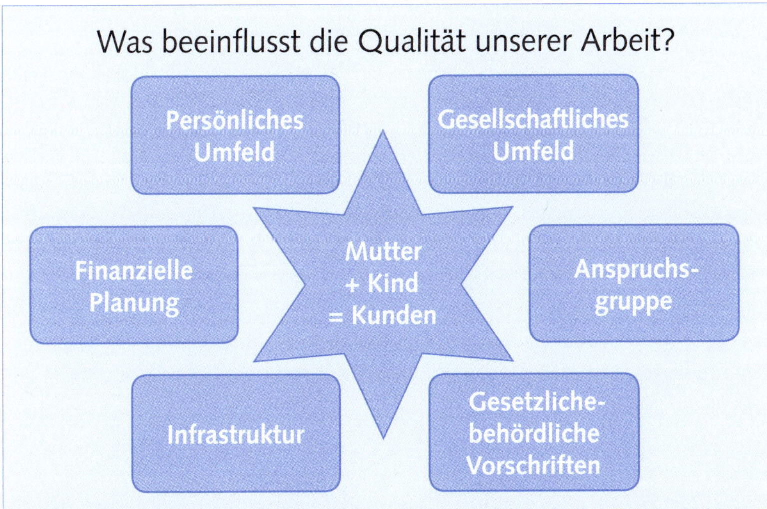

Abbildung 3: Einflüsse auf die Qualität der Hebammentätigkeit

Heute ist es wichtiger denn je, dass sich die Hebamme klar positioniert und ein für alle erkennbares Profil hat, damit Anspruch und Leistung im Gleichgewicht stehen.

Für sich selbst muss die Hebamme eine Infrastruktur schaffen, die ihr ein qualitativ hochwertiges Arbeiten ermöglicht. So gehören neben Finanzplanung, Kenntnis der aktuellen Gesetzeslage und organisatorischer Besonderheiten auch das persönliche Umfeld der Hebamme und die Ansprüche an die eigene Arbeit dazu.

Unter Berücksichtigung der in Abbildung 3 genannten Faktoren sollen am Ende der Betreuung eine zufriedene Frau und Familie stehen, eine zufriedene Hebamme und die Gewährleistung der Qualitätssicherung. Daher ist es sinnvoll, die verschiedenen Faktoren, die unsere Qualität beeinflussen, sichtbar und damit bewusst zu machen. Wir verschaffen uns so die Möglichkeit, gezielt an einer ständigen Verbesserung unserer Leistungen zu arbeiten.

Besonderheiten in der freiberuflichen Hebammentätigkeit

Qualität in der Hebammenarbeit bedeutet Auseinandersetzung und Reflexion der eigenen Arbeit und die Bereitschaft, aus den gewonnenen Erkenntnissen Konsequenzen zu ziehen, mit deren Hilfe eine kontinuierliche Verbesserung der Arbeit erreicht werden kann.

Wir haben in der freiberuflichen Hebammentätigkeit die Situation, dass nicht nur die weiter oben genannten Menschen und Faktoren für die Bewertung und das Erstellen von Qualität eine Rolle spielen. Hier gibt es eine Besonderheit: Die von Hebammen erbrachte Leistung wird nicht vom Leistungsempfänger (= Mutter und Kind) gezahlt, sondern von einem Dritten, den Krankenkassen. Daher wurden die Anforderungen an die Qualität unserer Arbeit mit den Krankenkassen verhandelt und so umgesetzt, dass die Qualität transparent wird.

Die Anforderungen an die freiberuflich tätige Hebamme unterscheiden sich für die Krankenkassen nach dem jeweiligen Leistungsangebot. Welche Leistungen bietet sie an? Bietet die Hebamme z.B. freiberufliche Geburtshilfe an?

Wenn die Hebamme freiberuflich Geburtshilfe anbietet, wird unterschieden in:

- freiberufliche Geburtshilfe in einem Krankenhaus
- freiberufliche Geburtshilfe in einer hebammengeleiteten Einrichtung (HgE/Geburtshaus)
- freiberufliche Hausgeburtshilfe (Geburt im häuslichen Umfeld).

Freiberufliche Geburtshilfe in einem Krankenhaus: Die Hebamme unterliegt dem QM-System der Klinik und ist diesem verpflichtet. Sie muss Einblick in das interne QM-System haben und über die für sie wichtigen Bereiche Kenntnis besitzen. Über diese Kenntnisse braucht sie einen Nachweis des Krankenhauses, den sie zu ihren QM-Unterlagen heftet.

Freiberufliche Geburtshilfe in einer HgE: Die Hebamme unterliegt dem QM-System der HgE und ist diesem verpflichtet. Die HgE stellt der Hebamme einen Nachweis über die Kenntnisse und über das einrichtungsspezifische QM aus. Diese Unterlagen heftet die Hebamme in den eigenen QM-Unterlagen ab.

Freiberufliche Geburtshilfe im häuslichen Umfeld (Hausgeburtshilfe): Die Hebamme ist dazu verpflichtet, ein eigenes QM-System einzuführen. Besonderheit hier: Wenn die Hausgeburtshilfe zu dem Leistungsspektrum einer HgE gehört, so ist sie in das dort gültige QM-System aufzunehmen und die Hebamme muss dafür kein eigenes QM-System einführen. Ist dies nicht der Fall, sollte die Hebamme Kenntnis über die erforderlichen Unterlagen im QM-System haben.

Leistet die Hebamme keine freiberufliche Geburtshilfe, sondern ist in der Schwangerenvorsorge, in der Wochenbettbetreuung und/oder im Kursbereich tätig, so hat sie dafür ebenfalls ein eigenes QM-System einzuführen. Ausnahme auch hier: Wenn eine dieser Leistungen zu dem Leistungsspektrum einer HgE gehört, so ist sie ebenfalls in das dortige QM-System aufzunehmen.

Die rechtlichen Grundlagen der Berufsausübung

Jede Hebamme hat in ihrer Ausbildung oder während ihres Studiums die rechtlichen Grundlagen der Hebammentätigkeit kennengelernt.

Da sich Gesetze und Vorgaben immer wieder verändern, ist es wichtig, dafür zu sorgen, auf dem aktuellen Stand zu sein. Hierbei gibt es zweierlei Bereiche: zum einen den Bereich, der für die Hebamme notwendig ist, um eine kompetente Beratung der Schwangeren/Wöchnerin zu gewährleisten, zum anderen den Bereich, der sich direkt auf die Vorgaben zur eigenen Berufsausübung bezieht.

Um eine hohe Beratungsqualität gewährleisten zu können, braucht die Hebamme z.B. aktuelle Kenntnisse des Mutterschutzgesetzes (MuSchG), des Arbeitsschutzgesetzes (ArbSchG), der Kinder-und Jugendhilfe (SGB VIII) etc. Hier sind eventuell auch Broschüren oder Merkblätter hilfreich, die der betreuten Frau gegeben werden können. Allerdings müssen auch diese immer wieder auf ihre Aktualität überprüft werden.

Für die Berufsausübung ist es wichtig, die Berufsordnung des Bundeslandes zu kennen, in dem die Hebamme tätig ist. Hier gibt es einen Überblick über den Tätigkeitsrahmen und die Berufspflichten in dem betreffenden Bundesland (z.B. Fortbildungsverpflichtung). Darüber hinaus ist es unabdingbar, dass die Gesetze im Gesundheitswesen vertraut sind. Dazu gehören unter anderem Patientenrechtegesetz, Arzneimittelgesetz, Infektionsschutzgesetz, Medizinproduktegesetz etc.

Da die Hebamme über die aktuellen rechtlichen Grundlagen informiert sein muss, muss sie ein System haben, mit dem sie das gewährleisten kann. Hier gibt es verschiedene Möglichkeiten, angefangen von einem System mit einem Ordner, in dem die jeweils gültige Version abgeheftet wird, bis hin zu einer Tabelle (Linkliste) oder Checkliste. Wichtig ist die Beantwortung folgender Fragen:

- Wie stelle ich sicher, dass meine Rechtsgrundlagen jeweils auf dem neuesten Stand sind?
- Woher bekomme ich meine Informationen?

Das heißt, jede Hebamme braucht ein festgelegtes Verfahren, mit dem die Überprüfung der Aktualität gesichert ist. Viele der notwendigen Informationen bekommt man über die Hebammenverbände, auf Fortbildungen oder über Fachzeitschriften.

Als Arbeitshilfe bietet sich z.B. eine Liste mit Links an, mit deren Hilfe der aktuelle Stand entsprechend nachgeschlagen werden kann (s. Praxisbeispiel 1).

Wenn es Veränderungen gibt, stellt sich direkt die Frage, ob die eigenen Leistungsbereiche betroffen sind, und wenn ja – wie sie umgesetzt werden können (s. Kapitel „PDCA-Zyklus“, S. 57).

Am Beispiel der rechtlichen Grundlagen wird deutlich, dass QM im Arbeitsalltag der Hebammen bereits lange implementiert ist, ohne dass es so genannt wird. Es ist selbstverständlich, dass sich die Hebamme in ihrer freiberuflichen Tätigkeit auf dem Laufenden hält und sich z.B. an die jeweils gültigen Hygienerichtlinien hält. Mit QM lässt sich ein System entwickeln, das die Informationsbeschaffung erleichtert, die Arbeit transparent, übersichtlicher und nach außen darstellbar macht – also jeder Hebamme zugutekommt!

Linkliste

Inhalt	Link	Stand vom
Gesetze		
Sozialgesetzbuch I §§ 35, 37 SGB I	http://www.gesetze-im-internet.de/bundesrecht/sgb_1	
Sozialgesetzbuch IV § 76Abs. 2 Nr. 1 SGB IV	http://www.gesetze-im-internet.de/bundesrecht/sgb_4	
Sozialgesetzbuch V §§ 1, 2, 12, 24c bis f, 24i, 34, 70, 71, 128 , 284, 301a, 302, 305 SGB V	http://www.gesetze-im-internet.de/bundesrecht/sgb_5	
Sozialgesetzbuch X §§ 67 bis 85a SGB X	http://www.gesetze-im-internet.de/bundesrecht/sgb_10	
Hebammengesetz	http://www.gesetze-im-internet.de/bundesrecht/hebg_1985	
Hebammenordnung der Länder	http://www.hebammenverband.de/fortbildung/fortbildungspflichten	
Robert-Koch-Institut	http://www.rki.de/DE/Home/homepage_node.html	
Infektionsschutzgesetz	http://www.gesetze-im-internet.de/bundesrecht/ifsg	
Arzneimittelgesetz	http://www.gesetze-im-internet.de/bundesrecht/amg_1976	
Patientenrechtegesetz	http://www.patienten-rechte-gesetz.de/	
Medizinproduktegesetz	http://www.gesetze-im-internet.de/bundesrecht/mpg	
Medizingeräte Betreiberverordnung	http://www.gesetze-im-internet.de/bundesrecht/mpbetreibv	
Arbeitsschutzgesetz	http://www.gesetze-im-internet.de/arbschg	
Bundesdatenschutzgesetz	http://www.gesetze-im-internet.de/bdsg	
Gesetz gegen den unlauteren Wettbewerb	http://www.gesetze-im-internet.de/uwg_2004	
Heilmittelwerbegesetz	http://www.gesetze-im-internet.de/heilmwerbg	
Mutterschutzgesetz	http://www.gesetze-im-internet.de/muschg	
Personenstandsgesetz	http://www.gesetze-im-internet.de/pstg	
Standards, Empfehlungen und Richtlinien		
Mutterschaftsrichtlinien	http://www.g-ba.de/informationen/richtlinien/19/	
DHV = Deutscher Hebammenverband	http://www.hebammenverband.de/index.php?id=909	
BfHD = Bund freiberuflicher Hebammen Deutschland	http://www.bfhd.de/	

→

→

Inhalt	Link	Stand vom
Netzwerk der Geburtshäuser	http://www.netzwerk-geburtshaeuser.de/	
DGHWi = Deutsche Gesellschaft für Hebammenwissenschaften	http://www.dghwi.de/	
AWMF = Arbeitsgemeinschaft der wissenschaftlichen medizinischen Fachgesellschaften	http://www.awmf.org/	
BGW = Berufsgenossenschaft für Gesundheit und Wohlfahrt	http://www.bgw-online.de/internet/generator/Navi-bgw-online/homepage.html	
RKI = Robert-Koch-Institut	http://www.rki.de/DE/Home/homepage_node.html	
GB-A = Gemeinsamer Bundesausschuss	http://www.g-ba.de/	
Arzneimittelverschreibungsverordnung	http://www.gesetze-im-internet.de/bundesrecht/amvv	
Gefahrstoffverordnung	http://www.gesetze-im-internet.de/gefstoffv_2010	
Information		
QUAG = Qualität in der außerklinischen Geburtshilfe	http://www.quag.de/	
AQUA-Institut = Institut für angewandte Qualitätsförderung und Forschung im Gesundheitswesen	http://www.aqua-institut.de/	
Behörden		
BGW = Berufsgenossenschaft	http://www.bgw-online.de/internet/generator/Navi-bgw-online/homepage.html	
GKV-SV = Gesetzliche Krankenversicherungen-Spitzenverband	http://www.gkv-spitzenverband.de/	
DAkkS = Deutsche Akkreditierungsstelle	http://www.dakks.de/	

Praxisbeispiel 1: Linkliste zu aktuellen Gesetzestexten, Standards, Richtlinien etc.

Die rechtlichen Grundlagen für ein Qualitätsmanagement

Bereits seit 2007 besteht laut Vertrag über Versorgung mit Hebammenhilfe nach § 134a SGB V die Verpflichtung für die freiberuflichen Hebammen, ein Qualitätsmanagement einzuführen. Durch die Überführung der Hebammenhilfe von der Reichsversicherungsordnung in das SGB V (2013) ist der Nachweis von Qualität für alle freiberuflichen Hebammen verbindlich geregelt.

§ 134a SGB V „Versorgung mit Hebammenhilfe":

„(1) Der Spitzenverband Bund der Krankenkassen schließt mit den für die Wahrnehmung der wirtschaftlichen Interessen gebildeten maßgeblichen Berufsverbänden der Hebammen und den Verbänden der von Hebammen geleiteten Einrichtungen auf Bundesebene mit bindender Wirkung für die Krankenkassen Verträge über die Versorgung mit Hebammenhilfe, die abrechnungsfähigen Leistungen […] und den Anforderungen an ***die Qualität*** *der Hebammenhilfe sowie über die Höhe der Vergütung und die Einzelheiten der Vergütungsabrechnung durch die Krankenkassen. Die Vertragspartner haben dabei den Bedarf der Versicherten an Hebammenhilfe und* ***deren Qualität,*** *… zu berücksichtigen."*

„(1a) Die Vereinbarungen, die nach Absatz 1 Satz 1 ***zur Qualität der Hebammenhilfe*** *getroffen werden, sollen Mindestanforderungen an die* ***Struktur-, Prozess- und Ergebnisqualität*** *umfassen sowie geeignete verwaltungsunaufwändige Verfahren zum Nachweis der Erfüllung dieser Qualitätsanforderungen festlegen."*

Die genauen Anforderungen an die Qualität in der Hebammenarbeit haben die Hebammenverbände gemeinsam mit den Krankenkassen im Rahmenvertrag festgelegt (s. Abbildung 4, S. 24). Wichtig war es hierbei, die Individualität jeder Hebamme zu bewahren und die Besonderheit der Hebamme als Einzelunternehmerin zu berücksichtigen.

In der Qualitätsvereinbarung sind die Systemanforderungen und das Nachweisverfahren geregelt.

Um ein QM-System einzuführen und das Nachweisverfahren zu vereinfachen, können die Anlagen, Anhänge und Beiblätter des Rahmenvertrages als Arbeitshilfe genutzt werden.

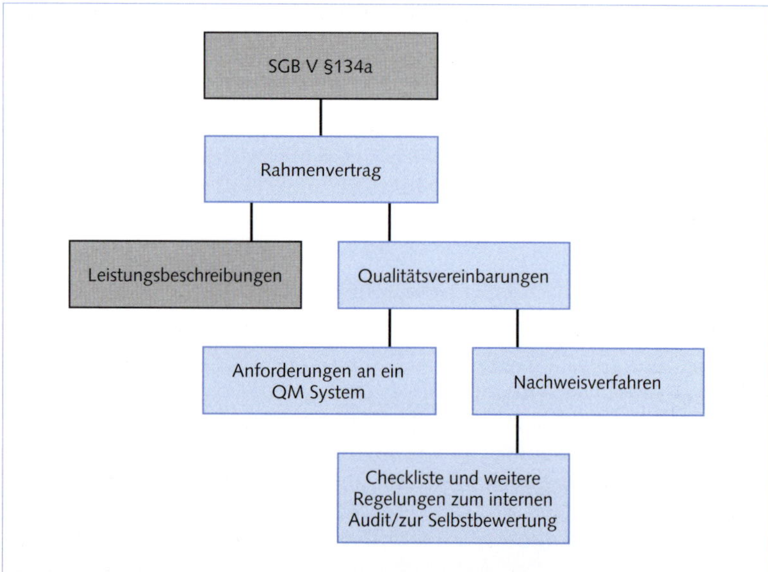

Abbildung 4: Übersicht über den Rahmenvertrag und seine Bestandteile

Folgende Mindestanforderungen muss das QM-System der freiberuflich arbeitenden Hebamme enthalten:

- eigene Daten und Leistungsangebot (s. Kapitel „Eigene Daten und Lebenslauf", S. 27)
- rechtliche Grundlagen (s. Kapitel „Die rechtlichen Grundlagen der Berufsausübung", S. 19)
- Arbeitsmaterialien und Hygiene (s. Kapitel „Hygiene und Arbeitsschutz", S. 47 und „Arbeitsmittel", S.50)
- Dokumentation und Archivierung (s. Kapitel „Dokumentation", S. 42)
- Tätigkeitsbeschreibungen (s. Kapitel „Beschreibung der Hebammentätigkeit", S. 36)
- Fort- und Weiterbildung (s. Kapitel „Fort- und Weiterbildungen", S. 53)

Das QM-System der allein arbeitenden Hebamme muss nicht einem bestimmten Norm-System folgen. So ist es unerheblich, ob es sich um eine DIN EN ISO 9001:2008 oder um eine DIN EN 15224:2012 handelt, wichtig ist, ob die Anforderungen erfüllt werden, mit denen ein Nachweis möglich ist. Im Kapitel „Das eigene QM-System" (S. 27) wird genau aufgelistet, was notwendig ist, um sich ein eigenes QM-System aufzubauen. Das QM-Handbuch muss zum Beispiel kein fest vorgegebenes Buch sein, sondern kann durchaus aus einer losen Blattsammlung bestehen.

Der Gesetzgeber unterteilt die einzelnen Bereiche in der Hebammenarbeit in:

- Strukturqualität
- Prozessqualität
- Ergebnisqualität

Strukturqualität

Die Strukturqualität sorgt für die Aufrechterhaltung und Sicherung des Betriebes in allen Bereichen. Im Einzelnen umfasst sie:

- **die personellen Voraussetzungen:** alle Menschen, die mit dazu beitragen, dass die Hebamme ihre Arbeit leisten kann (z.B. Kolleginnen, Steuerberaterin, Haushaltshilfe etc.)
- **die technischen Voraussetzungen:** alle Geräte, die für die Arbeit benötigt werden (Waage, Doptone etc.)
- **die räumlichen Voraussetzungen:** die Räumlichkeiten, die die Hebamme gegebenenfalls benötigt
- **die Ablauforganisation:** alle organisatorischen Maßnahmen, die den Arbeitsablauf erleichtern.

Die Teilnahme an Qualitätssicherungsmaßnahmen, Qualitätszirkeln und Weiterbildungsmaßnahmen sind weitere Indikatoren für Strukturqualität. Auch das QM-System fällt unter die Strukturqualität.

Prozessqualität

Die Prozessqualität im QM der Hebamme ist die Qualität der Dienstleistung. Hier ist die wichtigste Frage, wie die Leistung erbracht wird. Der Dienstleistungserbringer (Hebamme) setzt sich mit den essenziellen Prozessen (Tätigkeiten) auseinander und reflektiert, wo Potenziale für eine Verbesserung liegen.

Unter Prozessqualität fallen sämtliche diagnostischen und therapeutischen Maßnahmen innerhalb eines Versorgungsablaufes, unabhängig davon, ob sie ergriffen werden oder nicht. So beinhaltet z.B. ein Wochenbettbesuch auch die Gewichtskontrolle des Kindes, ohne dass das Kind bei jedem Wochenbettbesuch gewogen werden muss. Zur Prozessqualität gehört auch die Aufklärung der Frau über die ihr zustehenden Leistungen und Informationen zum Betreuungs- und Behandlungsablauf. Ebenso ist eine entsprechende Dokumentation der Behandlung ein Qualitätsmerkmal.

Ergebnisqualität

Die Ergebnisqualität bezieht sich auf das formulierte Behandlungsergebnis. Die Beurteilung hängt in hohem Maße davon ab, ob die Zielsetzung erreicht wurde. In diesem Zusammenhang ist es wichtig, realistische Ziele zu formulieren und die Frau stets im Sinne der Förderung der Eigenverantwortung mit in die verschiedenen Prozesse einzubeziehen.

Es geht bei der Ergebnisqualität nicht primär um die Vermeidung von Pathologie, sondern um den angemessenen Umgang damit. Wichtig ist dabei die Patientinnenzufriedenheit in Bezug auf die Behandlung und das erreichte Ergebnis.

Eine Hebamme könnte sich z.B. das Ziel setzen, in der Wochenbettbetreuung eine hohe Stillquote bei den Frauen und ihren Kindern zu erreichen. Ihr Ziel könnte lauten: Ich möchte die Frauen so begleiten, dass 80 % der von mir betreuten Frauen ihre Kinder bis zum vierten Lebensmonat stillen. Um dieses Ziel überprüfen zu können, legt sie sich eine Tabelle an, in die sie jene Frauen einträgt, die ihr Kind vier Monate lang gestillt haben. Am Ende des Jahres kann sie diese Statistik auswerten, indem sie die Anzahl dieser Frauen mit den gesamtbetreuten Frauen vergleicht. Jetzt kann sie prüfen, ob sie eine Stillquote von 80 % erreicht hat.

Wichtig: Setzen Sie Ihre Ziele nie zu hoch – bezogen auf das Beispiel wäre ein gesetztes Ziel von 100 % unrealistisch und damit kaum zu erreichen. Aber wenn jede achte Frau bis zum vierten Monat oder länger stillt, ist das Ziel erreicht und die Quote im Vergleich zum Durchschnitt in Deutschland hoch.

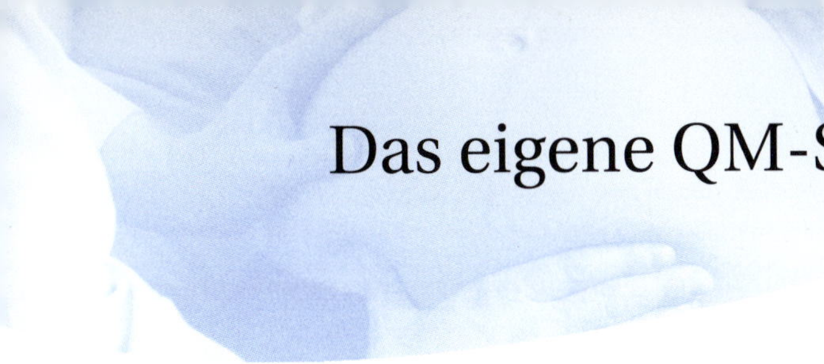

Das eigene QM-System

Um ein besseres Verständnis zu schaffen, lässt sich das Wort Qualitätsmanagement durch Selbstmanagement ersetzen. Dahinter steht der Gedanke, dass es professionell ist, die eigene Arbeit offen und transparent darzustellen. Im Rahmen von Qualitäts-/Selbstmanagement geschieht dies automatisch. Ein großer Vorteil von QM: Trotz der anfänglichen Mehrbelastung während des Aufbaus eines QM-Systems, ist das System im weiteren Verlauf eine echte Organisationshilfe im Arbeitsalltag. Ein solches System strukturiert sowohl den administrativen Bereich wie auch die Arbeit mit Mutter und Kind.

Manche Hebammen nutzen solche Systeme sicherlich bereits und müssen daher nur kleinere Änderungen oder Ergänzungen vornehmen. Wem Organisation bisher nicht leicht gefallen ist, dem kann es als Gerüst dienen, um in der Arbeit Ordnung zu schaffen – und kann sich somit durch QM entlasten.

Im QM wird von einem Qualitätsmanagement Handbuch gesprochen, was immer wieder zur Verwirrung führt. Der Begriff „Handbuch" kann durch „QM-Dokumente" ersetzt werden, ein Handbuch kann also aus einer Blattsammlung bestehen. Diese sind gefordert, nicht mehr und auch nicht weniger. QM-Dokumente können in einem einfachen Ordner oder im PC abgelegt werden.

Eigene Daten und Lebenslauf

„Nur der Denkende erlebt sein Leben, an Gedankenlosen zieht es vorbei."
Marie von Ebner-Eschenbach (1830–1916), Schriftstellerin

In den eigenen Daten und im Lebenslauf beantwortet die Hebamme die Fragen, wer sie ist, was sie tut, wo ihre Schwerpunkte liegen und von welchem Motto sie sich leiten lässt. Wie bereits im Kapitel „Qualität in der freiberuflichen Hebammentätigkeit" beschrieben unterliegen wir Einflüssen von innen und von außen. Da es hier um den Blick auf den Beruf geht, werden Einblicke in das Privatleben nur soweit gegeben, wie es für die Arbeit und das QM-System von Bedeutung ist.

Leitbild

„Wer Ideen hat, ist stark. Doch wer Ideale hat, ist unbezwingbar."
José Narosky (*1930), Schriftsteller

Ein persönliches Leitbild bringt uns an den Ursprung unseres Berufs und unserer Berufswahl zurück. Ein Leitbild sagt etwas über die eigene Arbeit aus. Wenn die Hebamme ihr Leitbild zugänglich macht (Homepage, Hebammenpraxis etc.), kann das den Frauen und Familien bei der Wahl ihrer Hebamme helfen, wenn sie sich mit ihren Wünschen und Erwartungen in der Philosophie der Hebamme wiederfinden.

Warum üben wir diesen Beruf aus? Hinter jeder (werdenden) Hebamme steht eine Idealvorstellung. Wir haben einen besonderen Beruf, für den wir uns alle bewusst entschieden haben.

Hebamme sein bedeutet am Anfang des Lebens zu stehen und sich der Verantwortung für Frauengesundheit bewusst zu sein.

Der Internationale Hebammenverband (International Confederation of Midwives) ICM hat im Einklang mit seinem Ziel, die Gesundheit von Frauen zu fördern, einen Kodex veröffentlicht (s. unten), der als Grundlage für Ausbildung, Berufsausübung und Forschung der Hebammen dient. Von diesen Sätzen können Hebammen sich inspirieren lassen, ihre eigene Philosophie und ihr Leitbild zu formulieren, mit dem sie als Hebamme arbeiten (s. Praxisbeispiel 2, S. 30).

Internationaler Ethik-Kodex für Hebammen

I. Beziehungen der Hebamme

1. Hebammen respektieren das Recht der Frau, informiert zu sein und auswählen zu können, und fördern deren Bereitschaft, die Verantwortung für die Entscheidungen zu übernehmen.
2. Hebammen arbeiten mit Frauen und unterstützen deren Recht, sich aktiv an Entscheidungen betreffend ihrer Betreuung zu beteiligen. Sie bestärken die Frauen, bei Themen, welche die Gesundheit von Frauen und deren Familien in ihrer Kultur/ihrer Gesellschaft betreffen, für sich selbst zu sprechen.
3. Hebammen, gemeinsam mit Frauen, arbeiten mit politischen Instanzen und geldgebenden Trägerschaften zusammen, um die Bedürfnisse der Frauen bezüglich Gesundheitsversorgung zu definieren und um sicher zu stellen, dass Beiträge – unter Berücksichtigung von Prioritäten und Verfügbarkeit – gerecht verteilt werden.
4. Hebammen unterstützen sich gegenseitig in ihrer Berufsrolle und pflegen und fördern aktiv sowohl das eigene als auch das Selbstwertgefühl anderer.
5. Hebammen arbeiten mit anderen Berufsgruppen des Gesundheitswesens zusammen, sie ziehen sie bei und überweisen ihnen Frauen, wenn deren Bedarf an Betreuung ihre Kompetenzen überschreitet.
6. Hebammen anerkennen die wechselseitige Abhängigkeit der Menschen in ihrem Tätigkeitsbereich und sind aktiv bestrebt, Konflikte, die dabei auftreten können, zu lösen.
7. Die Hebamme hat Verantwortung für sich selbst als Person mit moralischer Würde und die Pflicht, ihre Integrität zu wahren.

II. Berufsausübung der Hebamme

1. Hebammen sorgen für die Betreuung und Pflege von Frauen und Familien, die Kinder bekommen. Sie respektieren dabei die kulturelle Vielfalt und setzen sich gleichzeitig für die Abschaffung schädlicher Bräuche und Sitten innerhalb dieser Kulturen ein.
2. Hebammen fördern realistische Erwartungen der Frauen auf die Geburt innerhalb ihrer Gesellschaft, mit der Mindesterwartung, dass keine Frau durch Empfängnis oder Geburt in Gefahr gebracht wird.
3. Hebammen nutzen ihr berufliches Können und Wissen, um eine sichere Geburtshilfe in allen Umgebungen und Kulturen zu gewährleisten.
4. Hebammen gehen bei den Frauen, die ihre Unterstützung suchen, auf deren psychologische, physische, emotionale und spirituelle Bedürfnisse ein, wie auch immer die Umstände sein mögen.
5. Hebammen sind, was die Förderung der Gesundheit betrifft, Vorbilder für Frauen während ihres ganzen Lebenszyklus, für Familien und für andere Berufsgruppen des Gesundheitswesens.
6. Hebammen streben aktiv persönliche, intellektuelle und professionelle Weiterentwicklung während ihrer beruflichen Laufbahn an und integrieren diese fortlaufend in ihre Berufsausübung.

III. Professionelle Verantwortung der Hebamme

1. Hebammen behandeln Informationen der Frauen und Familien, die sie betreuen, vertraulich, um den Persönlichkeitsschutz zu wahren. Sie verlassen sich bei der Weitergabe dieser Informationen auf ihr Urteilsvermögen.
2. Hebammen sind für ihre Entscheidungen, ihr Handeln sowie für die Konsequenzen, die daraus bei der Betreuung der Frauen entstehen können, verantwortlich.
3. Hebammen können sich weigern, an Handlungen teilzunehmen, die ihrer inneren moralischen Einstellung widersprechen; die Gewichtung der persönlichen Einstellung soll Frauen jedoch nicht grundlegende Gesundheitsversorgung vorenthalten.
4. Hebammen verstehen die nachteiligen Folgen, die Verstöße gegen Ethik und Menschenrechte auf die Gesundheit von Frauen und Kindern haben, und werden daran arbeiten, diese Verstöße zu unterbinden.
5. Hebammen beteiligen sich an der Entwicklung und Durchführung von gesundheitspolitischen Maßnahmen, welche die Gesundheit von allen Frauen und Familien, die Kinder bekommen, fördern.

IV. Förderung des Wissens und Könnens und der Berufsausübung der Hebammen

1. Hebammen stellen sicher, dass die Förderung ihres Wissens und Könnens auf Aktivitäten beruht, welche die Rechte der Frau als Person schützen.
2. Hebammen entwickeln und verbreiten ihr Wissen und Können mittels verschiedenster Prozesse, wie beispielsweise gegenseitige Überprüfung und Forschung.
3. Hebammen nehmen aktiv an der Aus-, Fort- und Weiterbildung von Hebammen teil.

Angenommen vom Rat des Internationalen Hebammenverbandes (ICM Council) in Vancouver, Mai 1993.
Überarbeitet 1999 und 2003.
Deutsche Übersetzung: Schweizerischer Hebammen-Verband, Zürich, 1994.
Überarbeitet: Österreichisches Hebammengremium, 2009.

Meine Philosophie/Mein Leitbild

1. Ich werde mein Handeln immer kritisch reflektieren.
2. Ich werde die Frauen und Kinder und – soweit sie es wünschen – ihre Familie respektieren und auf ihrem individuellen Weg begleiten.
3. Ich werde lernen und mich weiterentwickeln.
4. Ich werde so viel Spaß und Freude wie möglich aus meinem Beruf schöpfen und auf mich aufpassen.

Praxisbeispiel 2: Formulierung eines persönlichen Leitbildes; aus: Hebammenkompetenzprofil, Elwin Staude Verlag 2009

Zielsetzung

„Nur wer sein Ziel kennt, findet seinen Weg."
Lao-tse (ca. 6. Jh. v. Chr.), Philosoph

Die Zielsetzung schließt sich an das Leitbild an. Mit der Zielsetzung setzen Hebammen sich mit dem Einfluss auf die Gesellschaft, auf das Gesundheitswesen und vor allem auf die Frauengesundheit auseinander. Hebammen haben eine gewichtige Rolle im Bereich der Mutterschaft und Familienbildung. Dessen müssen und sollten sie sich immer bewusst sein.

Im Rahmen von QM sind Ziele ein Qualitätsindikator. Habe ich am Ende auch mein gesetztes Ziel erreicht oder muss ich meine Tätigkeit und die Zielsetzung nochmal überdenken?

Die DIN EN 155224 gibt genaue und klare Zielvorgaben an:
- **angemessene, richtige Versorgung:** Untersuchung und Behandlung nach Einschätzung der Hebamme entsprechend der Erfordernisse der Schwangeren, Gebärenden, Wöchnerin und deren Kind/ern sowie das Erforderliche nicht überschreitend und den individuellen Erfordernissen sowie der akuten Situation angepasst
- auf die Schwangere, Gebärende, Wöchnerin und deren Kind/er ausgerichtete Versorgung, einschließlich der **körperlichen und geistigen Unversehrtheit**
- **Einbeziehung der Schwangeren, Gebärenden und Wöchnerin:** Diese wird informiert, aufgeklärt, befragt und möglichst in die sie betreffenden Entscheidungen/Eingriffe einbezogen.
- **Verfügbarkeit:** Bereitstellung und Erreichbarkeit für die Schwangere, Gebärende, Wöchnerin und das/die Kind/er unabhängig vom sozialen Status, der Herkunft, Religionszugehörigkeit etc.
- **Sicherheit:** Einbeziehung von Befunden bezogen auf die aktuelle Situation der Schwangeren, Gebärenden, Wöchnerin und des Kindes/der Kinder; Risikobewertung zur Verhinderung vermeidbarer Schäden
- **Kontinuität:** nahtlose Kette von Dienstleistungen der Gesundheitsversorgung (Überweisung, Untersuchungen, Versorgung und Behandlung)
- **Effizienz:** bestmögliches Verhältnis zwischen Ergebnissen und Ressourcen

- **Evidenz:** wissenschaftlich abgesichert und/oder gestützt auf Erfahrungen auf Basis von Wissen/bester Praxis

Aus dem Hebammenalltag wissen wir, dass wir diese Zielsetzungen nicht immer erreichen können. Äußere Einflüsse, die im Kapitel „QM in der freiberuflichen Hebammentätigkeit" (S. 17), genannt wurden, beeinflussen unsere Arbeit. Diese äußeren Faktoren sollte jede Hebamme im Blick haben und reflektieren, um die eigene Zielsetzung zu gestalten.

Leistungen

„Ich bin überzeugt, dass eine Organisation, die sich den Herausforderungen einer sich wandelnden Welt stellen will, bereit sein muss, auf ihrem Weg durch das Leben eines Unternehmens alles an sich selbst in Frage zu stellen – mit Ausnahme ihrer Grundüberzeugungen."

Thomas J. Watson (1874–1956), Unternehmer

Dienstleistung bedeutet im Falle der Hebamme die Betreuung von Mutter und Kind.

Alle Prozesse – also alle Tätigkeiten, die von der Hebamme durchgeführt werden – werden von ihr selbst geplant und entwickelt.

Das Besondere an Hebammenleistung ist, dass sie nicht umgetauscht oder vorher begutachtet werden kann, das heißt, sie muss von Anfang an perfekt sein.

Es ist wichtig, dass alle Leistungen beschrieben sind und entsprechend dokumentiert werden. Hierfür stehen die notwendigen Dokumente und die benötigten Ressourcen zur Verfügung. Die Fragen, die dabei immer wieder beantwortet werden müssen, sind folgende:
- Welche Dienstleistungen biete ich an?
- Habe ich alle von mir erbrachten Leistungen beschrieben?
- Sind alle notwendigen Dokumente zum Nachweis darüber aktuell?

Zum Nachweis des aktuellen Leistungsangebots gehören auch die Erläuterungen der praktischen Erfahrungen. Das heißt, dass sinnvollerweise mit den Daten zum Lebenslauf auch das Leistungsangebot erfasst werden sollte.

Wenn es um die im vorigen Kapitel beschriebenen Ziele geht, so kann es in Bezug auf die angebotenen Leistungen interessant sein, wie die Frau von der Dienstleistung erfahren hat. Welche Möglichkeiten der Werbung lassen sich nutzen? Wo kann ich über mein Angebot informieren? Und an welchen Stellen kann ich es verbessern?

Behandlungsvertrag

„Wenn man nun gefragt wird: Leben wir jetzt in einem aufgeklärten Zeitalter? so ist die Antwort: Nein, aber wohl in einem Zeitalter der Aufklärung."
Immanuel Kant (1724–1804), Philosoph

Die von der Hebamme betreute Frau hat das Recht aufgeklärt zu werden, welche Leistungen ihr zustehen, was dabei eine Leistung der Krankenkasse ist und welche Leistungen gegebenenfalls private Zusatzleistungen sind. Die Übersicht über die Leistungen, die die Hebamme anbietet, lässt sich am sinnvollsten in einem Behandlungsvertrag regeln, auf den alle Patientinnen und Patienten laut Patientenrechtegesetz seit Anfang 2013 Anspruch haben (BGB § 630 a ff). Darin ist Folgendes geregelt:

- Informations- und Aufklärungspflicht
- Informationspflicht hinsichtlich der Behandlungskosten
- Recht auf Einsicht in Patientenakte.

Das Recht zur Akteneinsicht, also zur Einsicht in die Patientenakte, die Patientendokumentation, ist ebenfalls im BGB festgeschrieben. Denn auch eine hervorragende Dokumentation ist für die Patienten wertlos, wenn sie keinen Einblick in ihre Patientenakte nehmen dürfen.

Die Inhalte eines Behandlungsvertrages sind individuell ausformbar, sollten aber immer folgende Punkte enthalten:

- Leistungsangebot
- Kooperationspartner
- Behandlungskosten (eine gesonderte Information ist notwendig, wenn Kosten für besondere Behandlungen nicht von den gesetzlichen Krankenkassen oder der privaten Krankenversicherung übernommen werden)
- Datenschutz
- Vertretungsregelung
- Erreichbarkeit.

Behandlungsvertrag über Hebammenhilfe

Behandlungsvertrag

zwischen Frau ....
(nachfolgend Leistungsempfängerin genannt)

und der Hebamme ....

Leistungen
Frau .... nimmt die Hilfe der freiberuflichen Hebamme in Anspruch. Die Leistungen erfolgen auf der Grundlage des Vertrages über die Versorgung mit Hebammenhilfe nach §134a SGB V. Dieser umfasst u.a. folgende Leistungen:

- Beratung
- Vorgespräch
- Schwangerenvorsorge
- Hilfe bei Schwangerschaftsbeschwerden
- CTG-Kontrolle
- Wochenbettbetreuung
- Still- und Ernährungsberatung.

Kurse und Geburtsbetreuung sind nicht Gegenstand dieses Vertrages.

Haftung
Für die Tätigkeit der Hebamme besteht eine Berufshaftpflichtversicherung mit einer angemessenen Deckungssumme. Die Hebamme haftet nicht für ärztliche oder ärztlich veranlasste Leistungen, sofern diese hinzugezogen werden. In diesem Fall entsteht ein selbstständiges Vertragsverhältnis.

Datenschutz
Die Hebamme unterliegt der Schweigepflicht und beachtet die Bestimmungen des Datenschutzes. Im Falle einer Hinzuziehung ärztlicher Hilfe stellt die Hebamme der weiter- oder mitbetreuenden Stelle Befunde und Daten zur Verfügung, die für die Weiter- oder Mitbehandlung von Mutter und Kind erforderlich sind. Das Gleiche gilt für den Fall einer weiter- oder mitbehandelnden Hebamme im Vertretungsfall.

Alle Daten, die zur Abrechnung der erbrachten Leistung notwendig sind, werden unter Berücksichtigung der jeweiligen datenschutzrechtlichen Regelungen über ein Abrechnungszentrum an die Krankenkassen übermittelt.

Mit der Unterschrift unter diesen Vertrag wird ausdrücklich die Zustimmung zur Verwendung der Daten für oben genannte Zwecke gegeben.

Kosten
Die Kosten für die Leistungen der Hebamme werden bei gesetzlich versicherten Frauen von der Hebamme direkt über ein Abrechnungszentrum mit den Krankenkassen abgerechnet.

Bei privat versicherten Frauen werden die Leistungen entsprechend der gültigen Privat-Gebührenordnung des Bundeslandes direkt der Frau in Rechnung gestellt und sind innerhalb von 30 Tagen zu zahlen, unabhängig von der Erstattung durch die Versicherung oder Beihilfe.

→

→ **Wahlleistungen**
Im Vertrag über die Versorgung mit Hebammenhilfe nach §134a SGB V ist Art, Häufigkeit und Umfang der Leistungen durch die Hebamme geregelt. Wenn die Leistungen der Hebamme diesen Rahmen übersteigen, erklärt sich die Leistungsempfängerin bereit, die Kosten hierfür zu übernehmen. Das Gleiche gilt für außerordentlich anfallende Wegegelder, die nicht von der Krankenkasse der Leistungsempfängerin übernommen werden. Die Hebamme ist verpflichtet, vor Inanspruchnahme kostenpflichtiger Leistungen darüber zu informieren und erstellt dafür eine Privatrechnung.

Erreichbarkeit
Die Hebamme bietet werktags eine Telefonsprechstunde in der Zeit von .... bis .... Uhr an. Außerhalb dieser Sprechzeiten können Sie eine Nachricht hinterlassen, die spätestens am folgenden Werktag beantwortet wird. In dringenden Notfällen .... (wenden Sie sich bitte an eine nahegelegene Klinik) ... (erreichen Sie die Hebamme in der Zeit von .... bis .... unter ....).

Vertretung
Im Vertretungsfall wegen Urlaub übernimmt Hebamme XX Ihre Betreuung. Sie werden darüber von der Hebamme rechtzeitig informiert. Bei kurzfristiger Vertretung z.B. wegen Krankheit können Sie sich an die Hebammenpraxis XY wenden.

Salvatorische Klausel
Sind einzelne Bestimmungen dieses Vertrages unwirksam, so ist davon nicht die Wirksamkeit des übrigen Vertrages betroffen. Die unwirksamen Bestimmungen werden ersetzt durch solche, die der unwirksamen am nächsten kommen.

Ort, Datum...

Frau...

Ort, Datum...

Hebamme ....

Praxisbeispiel 3: Behandlungsvertrag

Datenschutz

Auch wenn im Behandlungsvertrag der Datenschutz explizit erwähnt wird und die Frau diesen unterschreibt, so ist das keine generelle Schweigepflichtentbindung. Die Frau kann unter bestimmten Bedingungen eine Berichtigung, Sperrung oder Löschung ihrer Daten verlangen (§84 SGB X). Gerade im Kontext Frühe Hilfen gibt es diesbezüglich immer wieder Unklarheiten.

Im Einzelfall muss die betreute Frau gefragt werden, was an wen weitergegeben werden darf, bzw. sollte bei der Weitergabe der Daten darauf geachtet werden, dass diese auf das Wesentliche reduziert sind. Besondere Sensibilität ist auch im Gespräch unter Kolleginnen gefordert, wenn man z.B. nebenbei erwähnt, dass Frau X ihr zweites Kind bekommen hat. Ebenso ist absolute Zurückhaltung bei der Nutzung von digitalen Netzwerken geboten, auch wenn die Frau diese selbst nutzt. Auf keinen Fall dürfen Daten von betreuten Frauen über irgendeinen Verteiler geschickt werden!

Wenn es sich um einen Notfall handelt, wird eine mutmaßliche Einwilligung der Frau angenommen, das heißt, neben der notwendigen Ersten Hilfe kann die Hebamme auch anamnestische Einzelheiten an den Notdienst weitergeben, wenn diese für die Behandlung relevant sind.

Erreichbarkeit und Vertretungsregelung

„Die Kunst des Ausruhens ist ein Teil der Kunst des Arbeitens."
John Steinbeck (1902–1968), Schriftsteller

Hebammen sind in einem Lebensabschnitt tätig, in dem es wichtig ist, für die Bedürfnisse der Frau erreichbar zu sein. Aber ist das wirklich so, dass sie ständig erreichbar sein müssen? Darüber sollte jede Hebamme sorgfältig nachdenken. Es gilt: „Die Hebamme sollte sich in einem angemessenen Zeitraum zurückmelden." Aber was ist ein angemessener Zeitraum? Hebammen sind nicht verpflichtet, ständig erreichbar zu sein, sondern sollten die Frauen über ihre Erreichbarkeit aufklären. Dies geschieht im Behandlungsvertrag. Dort klärt die Hebamme auf, wann sie erreichbar ist und was ggf. im Notfall zu tun ist. Sollten sich Frauen, die nicht von der Hebamme betreut werden, in einem Notfall bei ihr melden, empfiehlt es sich, einen deutlichen Hinweis bezüglich der Erreichbarkeit auf dem Anrufbeantworter zu hinterlassen.

Bespiel für eine Ansage: „Guten Tag, dies ist der Anschluss der Hebamme XX. Sie erreichen mich persönlich werktags in der Zeit von 17.00 bis 18.00 Uhr. Außerhalb dieser Sprechzeiten haben Sie nach dem Signalton die Möglichkeit, mir eine Nachricht zu hinterlassen, ich melde mich dann innerhalb eines Werktages bei Ihnen zurück. In dringenden Notfällen warten Sie bitte nicht auf meinen Rückruf, sondern wenden sich an die nächstgelegene Frauen- bzw. Kinderklinik. Vielen Dank und auf Wiederhören."

Ebenso wie die Erreichbarkeit ist die Vertretungsregelung im Falle von Krankheit, Urlaub, Weiterbildung etc. im Behandlungsvertrag zu regeln. Für die zu betreuenden Frauen muss klar sein, mit welcher Hebamme Sie zusammenarbeiten. Es ist nicht nur wichtig für das Vorgehen der Frau im Vertretungsfall, sondern auch im Rahmen der Schweigepflichtsentbindung gegenüber anderen Hebammenkolleginnen.

Beschreibung der Hebammentätigkeit

„Das Ganze ist mehr als die Summe seiner Teile.“
Aristoteles (384–322 v. Chr.), Philosoph

Die Beschreibung der Hebammentätigkeit ist das, was vielen Hebammen am meisten Sorgen bereitet. Viele haben Angst, dass durch Festlegung auf normierte Inhalte die Individualität der Arbeit verloren geht. In diesem Kapitel wird deutlich, dass dies nicht der Fall ist. Die jeweiligen Dokumente sind individuell ausformbar und lediglich als Arbeitshilfen zu verstehen. Hierbei kann die Leistungsbeschreibung von Seiten des Vertrages eine Hilfe sein. Das ist die allgemein gültige Formulierung, an die sich jede Hebamme halten muss, um mit den Kassen abrechnen zu können.

Tätigkeitbeschreibung

„Es ist nichts schrecklicher als eine tätige Unwissenheit.“
Johann Wolfgang von Goethe (1749–1842), Schriftsteller

Tätigkeitsbeschreibungen (Verfahrens- und/oder Arbeitsanweisungen) bieten die Möglichkeit, einzelne Schritte nachvollziehbar zu machen und die grobe Struktur von Abläufen zu beschreiben. Zum Beispiel macht eine Verfahrensanweisung transparent, nach welchem Verfahren die Arbeit strukturiert ist. Dabei kommen die einzelnen Schritte nicht immer bei jedem Hausbesuch zum Tragen (z.B. NG-Screening) und es ist jederzeit möglich, auf die individuellen Bedürfnisse der betreuten Frau und des Kindes einzugehen.

Tätigkeitsberschreibung

Tätigkeit	Wochenbettbetreuung
Inhaltliche Beschreibung	1. Anamnese 2. Befunderhebung durch – Körperliche Untersuchung und/oder – Befragung und/oder – Beobachtung – Einbeziehen von Dokumentation und anderen Befunden 3. Maßnahmen zur Verbesserung der Situation 4. Praktische Anleitung bei der Mutter: – Förderung der Rückbildung – Begutachten und Pflege der Geburtsverletzungen – Inspektion der Brust – Hygiene im Wochenbett – Nachbesprechung der Geburt – Stärkung der Elternkompetenz – Anleitung zu Säuglingspflege – Beratung über Stillen und Ernährung bei dem Kind: – Vitalzeichen – Gewichtskontrolle – NG-Screening – Kontrolle der Ausscheidung – Bilirubinkontrolle – Stillen und Ernährung (Nahrungsaufnahme)
Arbeitsmittel	Siehe Checkliste Hebammentasche für das Wochenbett (S. 51) – Medikamente für individuelle Therapiemaßnahmen
Ziel	Eine an die Situation angepasste Betreuung von Mutter und Kind im Wochenbett

Tabelle 1: Tätigkeitsbeschreibung zum inhaltlichen Ablauf einer Wochenbettbetreuung

Innerhalb dieser Verfahrensanleitung lässt sich die Arbeit sowohl am 2. Tag pp als auch der Hausbesuch nach sechs Wochen beschreiben. Während z.B. am 2. Tag pp die Folgeanamnese noch viel ausführlicher ist, so findet sie aber auch noch nach sechs Wochen statt, wenn die Frau die Frage beantwortet, wie der Alltag mit dem Baby läuft. Eine Befunderhebung findet bei allen Wochenbettbesuchen statt. Während sich diese am Anfang eher durch körperliche Untersuchung zeigt, wird sie im Laufe der Betreuung zunehmend durch reine Beobachtung abgelöst. Anhand dieser Verfahrensanleitung wird deutlich, dass Sie als Hebamme in keiner Weise eingeengt werden, wie Sie arbeiten. Die Wahl der therapeutischen Maßnahmen und die Form der Befunderhebung und der praktischen Anleitung sind in keiner Weise festgelegt. Das entscheiden Sie vor Ort gemeinsam mit der Wöchnerin und angepasst an die Situation.

Standards

„Um eine Methode zu standardisieren ist es notwendig, aus vielen Methoden die Beste zu wählen und diese anzuwenden. [...] Wenn Sie die Standardisierung als das Beste, das Sie heute wissen, aber morgen verbessert werden kann, ansehen, werden Sie vorankommen. Sehen Sie allerdings Standards als starre Festlegung, dann wird der Fortschritt gestoppt."

Henry Ford (1863–1947), Automobilhersteller

Standards sind im Bereich der Medizin unumgänglich. Einzelne Prozesse, die durch viele Personen ausgeführt werden, müssen gesichert sein. „Gesichert" ist ein Begriff aus der ISO und heißt nichts anderes, als dass jede weiß, was sie zu tun hat, vor allem in Notfallsituationen. Dabei wird nicht der positive Ausgang eines Prozesses verlangt, da das in medizinischen Bereichen nicht immer möglich ist. Trotzdem kann es die Arbeit sicherer und einfacher machen, wenn sie an einigen Punkten standardisiert ist.

In der Hebammenarbeit gibt es einige Prozesse, die wichtig und daher standardisiert sind. Wie z.B. GDM-Screening, postpartale Blutungen, Schulterdystokie etc.

Standard GDM-Screening

Oraler Glukosetoleranztest (OGTT) in der Schwangerschaft 50-g

Ziel:

Jeder Schwangeren sollte laut Mutterschaftsrichtlinien eine Untersuchung auf Gestationsdiabetes mellitus (GDM) angeboten werden. Ziel ist eine Früherkennung eines GDM.
GDM ist der medizinische Fachbegriff für einen Schwangerschaftsdiabetes.
Diese Form des Diabetes tritt erstmalig während einer Schwangerschaft auf.
Etwa 3–8 % der Schwangeren sind davon betroffen.
Mit dem Verfahren des 50-g Glukosescreeningtests werden 82 % der Gestationsdiabetes-Fälle erkannt.
Vor dem Durchführen des Screenings ist das Informieren und Aufklären der Frau erforderlich. Der 50-g Test ist als Kassenleistung abrechenbar.

Ablauf:

- Screeningtest wird in der 24 + 0 bis 27 + 6 SSW (Schwangerschaftswoche) durchgeführt.
- Mindestens 14 Tage Abstand zu einer akuten Erkrankung.
- Klären, welche Medikamente in der Schwangerschaft eingenommen wurden.
- Der Test wird unabhängig von der Nahrungsaufnahme und der Tageszeit mit dem Trinken von **50 g wasserfreier Glucose in 200 ml Wasser** durchgeführt. Die Schwangere darf nicht nüchtern sein. Die Tageszeit ist beliebig.
- Die Frau darf sich nach Einnahme der Lösung nicht unnötig bewegen.
- Der Glucose-Serumspiegel der Schwangeren wird nach 60 Minuten gemessen. Die Messung der Blutglucose erfolgt aus venösem Plasma.
- Der Normwert sollte nach einer Stunde bei **< 135 mg/dl (7,5 mmol/l)** liegen. Bei Blutzuckerwerten ≥ **135mg/dl** besteht Verdacht auf GDM. Die Frau muss an einen Diabetologen verwiesen werden.

Frühzeitige Indikation für einen Screeningtest:

- Glukoserurie
- Übergewicht BMI ≥ 30 kg/m²
- Diabetes bei Eltern oder Geschwistern
- GDM in einer vorangegangenen Schwangerschaft
- Z.n. einer Geburt eines Kindes ≥ 4.500g
- Z.n. Totgeburt

Arbeitsmaterial:

- Verwendung von Röhrchen mit Fluorid-Citrat (FC) – Sarstedt GlucoEXAKT oder Terumo Venosafe FC (auf Befüllung bis zur Markierung und Mischung achten), nur bei sehr kurzen Transportzeiten ist auch NaF-Blut möglich.
- Die Durchführung muss im venösen Plasma erfolgen.

Praxisbeispiel 4: Standard zum GDM-Screening

Da Standards auf der Grundlage der derzeit gültigen evidenzbasierten Richtlinien erstellt werden, müssen sie immer wieder geprüft und ggf. überarbeitet werden. Standards müssen mit der Dokumentation der Frauen archiviert und aufgehoben werden. Im haftungsrechtlichen Fall ist es wichtig, auf die zum Zeitpunkt des Vorfalles gültigen Standards hinweisen zu können.

Algorithmus

„Ein Algorithmus ist eine eindeutige Handlungsvorschrift zur Lösung eines Problems oder einer Klasse von Problemen. Algorithmen bestehen aus endlich vielen, wohldefinierten Einzelschritten."

Hartley Rogers, Jr. (1926–2015), Mathematiker

Mit einem Algorithmus hat man die Möglichkeit, den Ablauf einer Handlung bildhaft in Einzelschritte aufzuteilen. Hierbei geht es um die Eindeutigkeit der Anweisungen und um deren Ausführbarkeit. Voraussetzung für einen Algorithmus ist die Allgemeingültigkeit der beschriebenen Arbeitsschritte. Jeder Algorithmus enthält neben der klaren Handlungsabfolge auch eine Kontrollstruktur, die an den Schnittstellen, an denen Entscheidungen getroffen werden müssen, eingefügt wird.

In der Hebammenarbeit sind Algorithmen z.B. für die CTG-Auswertung oder für die Neugeborenenreanimation (s. Praxisbeispiel 5, S. 40) üblich. Diese Schaubilder können das Arbeiten besonders an kritischen Stellen sehr erleichtern, da die einzelnen Schritte durch die klare Struktur gut erkennbar sind. Sie eignen sich ggf. sogar dazu, ausgedruckt in den entsprechenden Situationen vorzuliegen. So kann z.B. der Algorithmus zur Neugeborenenreanimation in der konkreten Situation der einzelnen Hebamme eine große Entlastung sein und Sicherheit geben.

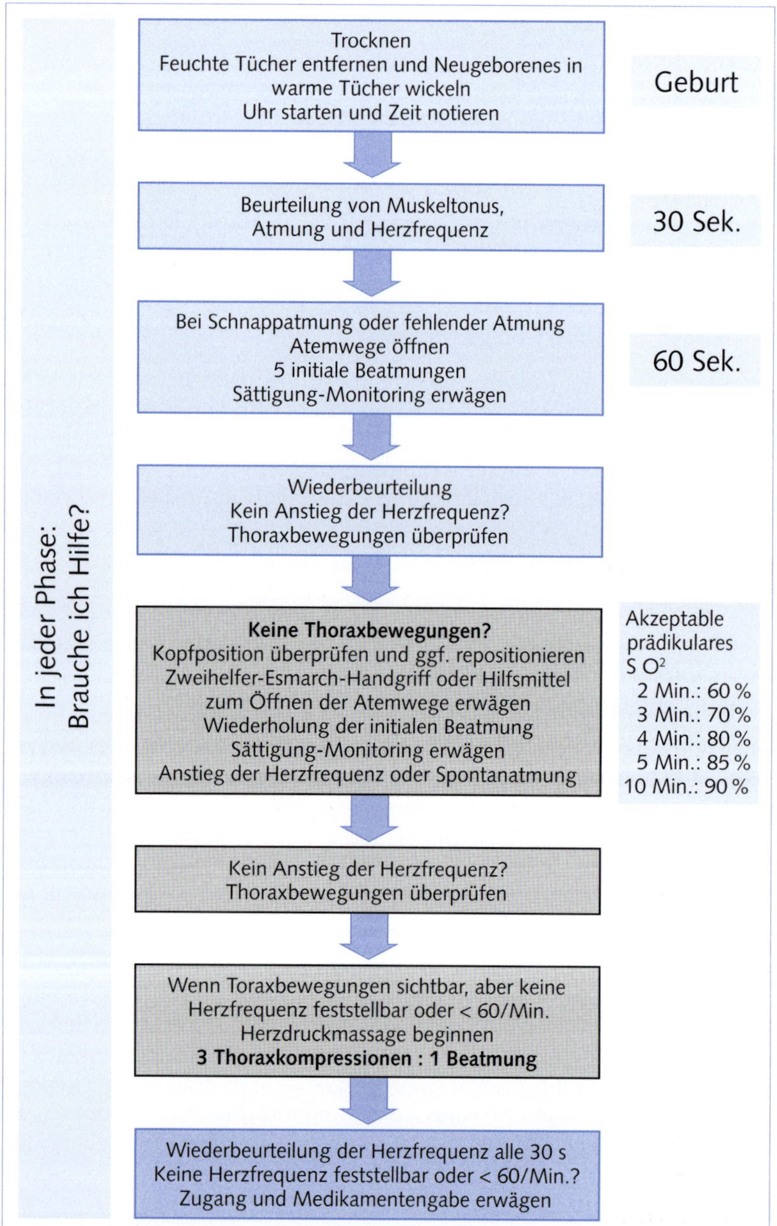

Praxisbeispiel 5: Logarithmus zur Reanimation des Neugeborenen; Quelle: www.pediatrics.org/cgi/doi/10.1542/peds.2009-1510

Kurskonzept

„Nicht nachbedenken, sondern vorbedenken soll der weise Mann."
Epicharm (540–450 v.Chr.), Philosoph

Ein grobes Kurskonzept über die Inhalte des jeweiligen Kurstages kann eine große Arbeitserleichterung sein. Damit lässt sich zum Beispiel für die Teilnehmerinnen und Teilnehmer transparent machen, welche Themenfelder an welchen Kurstagen behandelt werden. Aber auch für die Hebamme selbst kann so eine Konzeptübersicht eine Hilfe im Kursablauf sein, wenn anhand der Stichwörter der rote Faden sichtbar bleibt, und deutlich wird, dass keine Inhalte vergessen wurden. Unter Umständen lassen sich sogar die einzelnen Themen abhaken, nachdem sie besprochen wurden, oder eine Checkliste aus dem Konzept erstellen. Im Falle einer Vertretung durch eine Kollegin hat auch diese eine gute Übersicht über die bereits besprochenen Themen und kann entsprechend anknüpfen. Es empfiehlt sich, die einzelnen Kurstage in ein Schema mit definierten Inhalten und genauer Zeitangabe einzuteilen.

Kurskonzept

Paarkurs: 7 Abende à 2 Stunden vom .... bis ....

1. Abend
- Vorstellung, Organisation, Kennenlernen
- Veränderung in der Schwangerschaft
- Schwangerschaftsbeschwerden und Hilfen
- Ernährung und Allergieprophylaxe
- Kontaktaufnahme zum Kind

2. Abend
- Becken und Beckenboden
- Haltung und Körperwahrnehmung
- Geburtsvorbereitende Maßnahmen

3. Abend
- Geburtsorte
- Geburtsbeginn
- Atemwahrnehmung
- Massagen
- Positionen
- Lockerung

4. Abend
- Geburtsablauf
- Unterstützung durch die Begleitperson
- Positionen
- Schmerzen
- Entspannung

→

→ 5. Abend
- Geburt
- Übungen zur Beweglichkeit und Dehnung
- Nachgeburt
- Bonding und Bindungsförderung
- das Neugeborene in der ersten Woche
- Untersuchungen und Prophylaxen beim Neugeborenen

6. Abend
- Vorbereitung auf das Stillen
- Stillbeginn
- frühes Wochenbett der Frau
- Ernährung
- Unterstützung

7. Abend
- Wochenbett
- Vorbereitung und Entlastung im Wochenbett
- Säuglingspflege
- Handling des Neugeborenen
- Eltern sein, Elternkompetenzen, Geschwister

Praxisbeispiel 6: Kurskonzept zur Geburtsvorbereitung

Dokumentation

„Warum, glauben Sie, datiere ich alles, was ich mache? Weil es nicht genügt, die Arbeiten eines Künstlers zu kennen, man muss auch wissen, wann, warum, wie und unter welchen Bedingungen ..."

Pablo Picasso (1881–1973), Künstler

Gut dokumentierende Patientenakten sind für Behandelnde und Patienten von enormer Wichtigkeit, denn nur was dokumentiert ist, lässt sich auch später nachvollziehen. Aus diesem Grund ist die Pflicht zur Dokumentation im Gesetz verankert. Die Patientenakten müssen vollständig und sorgfältig geführt werden. Bei einem Verstoß gegen diese umfassende Dokumentationspflicht wird in einem späteren Gerichtsverfahren vermutet, dass eine nicht dokumentierte Maßnahme auch tatsächlich nicht erfolgt ist. „Was nicht dokumentiert ist, das ist nicht erbracht worden!"

Eine sorgfältige Dokumentation ist aber nicht nur aus haftungsrechtlichen Gründen wichtig. Sie dient auch dazu, Behandlungsfortschritte und Zielsetzungen zu überprüfen. Durch die Dokumentation wird ein Betreuungsverlauf sichtbar. Hebammen können zusammen mit der Frau gemeinsame Entscheidungen auf der Grundlage der erhobenen Befunde treffen.

Die dokumentierten Leistungen sind die Grundlage für die Abrechnung der einzelnen Leistungen. Die Dokumentation ist somit eine zeitliche und inhaltliche Erfassung der erbrachten Leistungen, mit deren Hilfe ggf. ein Leistungsnachweis für die Abrechnung mit den Kostenträgern erbracht wird.

Das Dokumentieren der Hebammentätigkeit nimmt einen großen Teil der Arbeit ein. Es ist der Teil, der die qualitativ hochwertige Arbeit sichtbar macht.

Grundlage der Dokumentation in der Hebammenarbeit sind folgende Punkte:

- Personaldaten und Krankenversicherungsdaten
- errechneter Geburtstermin
- vorangegangene Schwangerschaften und Geburten, sonstige beteiligte Personen
- mitbetreuender Gynäkologe und Kinderärztin
- Anamneseerhebung
- Abklärung des geplanten Betreuungsverlaufs und des Geburtsorts.

Bei der Dokumentation werden die sogenannten Vorgabedokumente von den Nachweisdokumenten unterschieden.

Begriffe

Vorgabedokument = Dokument mit Vorgaben zum Ausfüllen
Nachweisdokument = Ausgefülltes Dokument zum Nachweis

Vorgabedokumente

Für die Dokumentation des Betreuungsverlaufs können unterschiedliche Dokumentationsblätter genutzt werden. Durch standardisierte Formblätter lässt sich die Dokumentation strukturieren und erleichtern. Diese Formulare können entweder selbst erstellt oder aber bereits vorgefertigt von diversen Anbietern gekauft werden. Sie müssen bei jeder Frau identisch sein, um die Nachvollziehbarkeit zu gewährleisten. Das leere Formular wird „Vorgabedokument" genannt.

Genauso, wie es sich mit den Formularen zur Dokumentation des Betreuungsverlaufs verhält, verhält es sich auch mit der Dokumentation des QM-Systems. Es werden Dokumente für die einzelnen Bereiche des QM, wie z.B. im Bereich der Tätigkeitsbeschreibungen, erstellt oder angeschafft. Es ist wichtig, immer das Erstellungsdatum auf dem Dokument zu vermerken, damit ein klarer Verlauf im QM-System erkennbar ist.

Nachweisdokumente

Sobald auf einem Formblatt dokumentiert wird, ist dies ein Nachweisdokument. Hier wird gegenüber Dritten nachgewiesen, welche Leistungen die Hebamme an Frau und Kind erbracht hat. Es dient einmal zum Vereinfachen und zum Nachweis für die Abrechnung der Leistung, und zum anderen als Beweis im haftungsrechtlichen Sinne im Falle eines Verdachts auf fehlerhafte Leistung.

Auch zur Erfüllung der Qualitätsvereinbarungen und dem damit zusammenhängenden Qualitätsmanagement im freiberuflichen Hebammenwesen sind Nachweisdokumente von großer Wichtigkeit. Sie sind ein Nachweis für erbrachte Qualität, wie z.B. die Checkliste zur Gerätewartung oder die Dokumentation von Fortbildungsmaßnahmen und deren Nachweise.

Nachweisdokumente unterliegen einer gesetzlichen oder von der Norm festgelegten Aufbewahrungsfrist. Bei der Dokumentation von Leistungen an Frau und Kind sieht der Gesetzgeber zehn Jahre vor. Die allgemeinen Empfehlungen sind 30 Jahre, da innerhalb dieses Zeitraums ein Anspruch auf Schadensersatz besteht. Bei den QM-Unterlagen ist die jeweilige Norm die Vorgabe. Hier wird die Aufbewahrungsfrist auf zehn Jahre festgelegt. Trotzdem sollte besonders bei den QM-Unterlagen, die sich auf Notfallmanagement beziehen, eine längere Aufbewahrungszeit gewählt werden. Im Schadensfall ist es für Hebammen ein Vorteil, sich auf den zu der Zeit des Schadenseintritts gültigen Standard beziehen zu können. Daher besteht hier eine Empfehlung von 30 Jahren.

Arbeitsumfeld

„Die Leute geben immer den äußeren Umständen die Schuld an dem, was sie sind. Ich glaube nicht an Umstände. Die Leute, die in dieser Welt weiterkommen, sind diejenigen, die aufstehen und nach den Verhältnissen suchen, die sie sich wünschen; und, falls sie die nicht finden, sie schaffen.“

George Bernard Shaw (1856–1950), Dramatiker

Hebammenarbeit ist in vielen Bereichen eine aufsuchende Tätigkeit. Daher ist das Wort Arbeitsumfeld im räumlichen Sinne oft nicht zu standardisieren, da es ein ständig wechselndes Umfeld ist. Hingegen ist bei der Arbeit in einer Hebammenpraxis (Hebammeninstitution) das räumliche Umfeld klar definiert.

Das Arbeitsumfeld umfasst allerdings mehr als nur das räumliche Umfeld. Es ist das gesamte äußere Umfeld gemeint, in dem wir uns in unserer Arbeit bewegen. Die Personen, das Fortbewegungsmittel, die Hygiene, der Eigenschutz, der Umgang mit Arbeitsmitteln etc.

Kooperationspartner

„Erst das Miteinander bringt den Reichtum des Menschseins zum Tragen. Auf jeden Einzelnen kommt es an, aber im Miteinander.“
Dr. Notker Wolf

Hebammen kommen in ihrem Arbeitsalltag mit vielen Berufsgruppen in Kontakt, z.B. mit Kolleginnen, Gynäkologen, Kinderärztinnen, Apothekern, Mitarbeitern in Laboren, geburtshilflichen Stationen und Einrichtungen, der Rettungsleitstelle etc.

Kooperationspartner sind nicht nur die Berufsgruppen, mit denen Hebammen in ihrer originären Arbeit im Kontakt stehen, sondern im weiteren Sinne auch diejenigen, die an der Erhaltung der Strukturqualität mit beteiligt sind, wie Hausmeister, Elektriker, Steuerberater, Buchhalter, Medizinbedarfshändler etc.

Mit den Berufsgruppen aus ihren originären Tätigkeiten stehen Hebammen in enger Beziehung. Einerseits, um ihre Arbeit ausführen zu können, andererseits, um die Sicherheit von Frau und Kind zu gewährleisten. Die Hebamme leitet die Frau und das Kind im Rahmen einer Betreuung ggf. an andere Berufsgruppen weiter. Bei einem von der Physiologie abweichenden Betreuungsablauf ist es wichtig zu wissen, wie das Schnittstellenmanagement laufen muss. Es ist daher Aufgabe der Hebamme, diese Kontakte zu pflegen und die Zusammenarbeit zu fördern. Insbesondere wenn sich die Zusammenarbeit mit einem Kooperationspartner schwierig gestaltet, ist die Dokumentation der Zusammenarbeit wichtig.

Für die Übersicht der Kooperationspartner dient eine Auflistung. Es reicht ein von der Hebamme geführtes Adressbuch oder eine Liste, in der alle Kooperationspartner mit den entsprechenden Kontaktdaten eingetragen sind.

Um Gespräche und Vereinbarungen mit Kooperationspartnern nachvollziehen zu können, ist es wichtig, diese zu dokumentieren (s. Kapitel „ Gesprächsnotiz“, S. 68). Hebammen, die Geburten im häuslichen Umfeld anbieten, sollten gerade mit den für sie in Notfallsituationen wichtigen Kooperationspartnern kontinuierlichen Kontakt pflegen, wie z.B. mit der Rettungsleitstelle und der nächsten geburtshilflichen Abteilung.

Öffentlichkeitsarbeit

„Alles wirkliche Leben ist Begegnung. Ich werde am Du.“
Martin Buber (1878–1965), Philosoph

Öffentlichkeitsarbeit ist eine Möglichkeit, die eigene Arbeit nach außen darzustellen. Dabei ist sie nicht nur ein Instrument zur Akquise, um auf das persönliche Leistungsspektrum aufmerksam zu machen, sondern auch ein

Instrument, um gesellschaftliche Aufmerksamkeit für den Hebammenberuf zu gewinnen. Hierzu bieten sich verschiedene Kommunikationswege an, z.B. Hebammenlisten, Flyer, Homepage etc. Was biete ich an? Was ist mein Profil?

Eine aussagekräftige Darstellung vermittelt ein Bild in der Öffentlichkeit, das Frauen gezielt auf die angebotenen Leistungen aufmerksam macht. Laut der Berufsordnung der jeweiligen Länder ist es der freiberuflich tätigen Hebamme verboten, in „berufsunwürdiger" Weise zu werben. Es ist also nicht zulässig, vergleichende, herabsetzende oder sittenwidrige Werbung zu verwenden. Dies ist im Allgemeinen Wettbewerbsrecht und in dem Heilmittelwerbegesetz verankert. Es soll die Patienten, Frauen und Familien vor unsachlicher und irreführender Werbung schützen.

Öffentlichkeitsarbeit geschieht nicht nur in der Interaktion zwischen Hebamme und Frau, sondern auch durch berufspolitisches Engagement. Wie vertrete ich meinen Berufsstand/mein Berufsbild in der Stadt, in Kommune und Land? Auf diesen verschiedenen Ebenen müssen die Beziehungen gefördert und gepflegt werden, z.B. zu anderen Hebammen, Trägern von öffentlichen Ämtern, kommunalen Interessensvertreterinnen etc.

Mit der Art und Weise, wie Hebammen öffentlich auftreten, hinterlassen sie einen Eindruck von sich, ihrer Arbeit und ihrer Zielsetzung.

Für die Dokumentation der Aktivitäten, die sich auf die Öffentlichkeitsarbeit beziehen, kann sich jede Hebamme ihren Bedürfnissen entsprechend ein Formdokument erstellen, mit dem das Erfassen und Ablegen im Handbuch schnell und einfach erledigt werden kann (s. Praxisbeispiel 7).

Berufsbezogene Aktivitäten	
Art der Aktivität	Landesdelegiertentagung Hessen
Datum, Ort	29. September 2014, Fulda
Kurzbeschreibung	– Berufspolitische Themen besprochen – Der LV Hessen hatte Wahlen – Haushalt 2016 und Entlastung 2014
Wesentliche praxisrelevante Aspekte	– Weiterhin finden Verhandlungen über den Rahmenvertrag und die Qualitätsvereinbarungen statt. – Hebammenversorgung – Konzepterstellung für ein Hebammenzentrum ist vom Bund angedacht – Weiterhin finden in Hessen QM-Fortbildungen statt
Lerneffekt/ Ergebnis	– Der Bundesverband hat viel Arbeit in die Vertragsverhandlungen investiert. – QM ist verpflichtend und daher ein Thema, in dem ich mich fortbilden muss. – In Teilen Deutschlands herrscht Hebammenmangel.

Praxisbeispiel 7: Dokumentation berufsbezogener Aktivitäten

Hygiene und Arbeitsschutz

„Die Unsauberkeit ist die Visitenkarte der anklopfenden Krankheiten."
Carl Ludwig Schleich (1859–1922), Chirurg

Die Hygiene ist nach einer Definition der Deutschen Gesellschaft für Hygiene und Mikrobiologie die „Lehre von der Verhütung der Krankheiten und der Erhaltung, Förderung und Festigung der Gesundheit".

Hygiene im Gesundheitswesen betrifft das Fachpersonal im ambulanten wie auch im stationären Bereich. Maßnahmen zur Vorbeugung von Infektionskrankheiten sind insbesondere Reinigung, Desinfektion und Sterilisation. Wie in allen anderen Gesundheitsfachberufen greifen für Hebammen das Infektionsschutzgesetz und die Hygieneverordnung der einzelnen Länder. Auf der Homepage des Robert-Koch-Instituts gibt es unter „Themen A-Z" Antworten auf eine Vielzahl von Fragen zum Thema Hygiene und Infektionsprävention.

Hygiene ist ein fester Bestandteil des Lehrplanes der Hebammenausbildung bzw. des -studiums. Es ist wichtig, stets auf dem neuesten Stand der Hygienevorschriften zu sein. Als Informationsquelle dient z.B. die Berufsgenossenschaft für Gesundheitsdienst und Wohlfahrtspflege (BGW), auf deren permanent aktualisierter Homepage www.bgw-online.de Informationsblätter zu finden sind, die zur praktischen Umsetzung im QM-System abgeheftet werden können (s. Kapitel „Die rechtlichen Grundlagen der Berufsausübung", S. 19).

In der freiberuflichen Hebammentätigkeit sind folgende Bereiche bzgl. der Hygiene relevant:
- Händedesinfektion
- Hautdesinfektion
- Arbeitskleidung
- Reinigung von Arbeitsmitteln und Oberflächen
- Umgang mit Sterilgut
- Kontakt mit Körperflüssigkeiten
- Entsorgung von Kanülen
- Entsorgung von Plazenten

Die Hygiene von Händen umfasst die Verwendung von Handschuhen, Desinfektion, Waschen und Pflege/Hautschutz. Auch hierzu gibt es gut verwendbare Pläne auf der Homepage der BGW.

Beim Umgang mit Sterilgut und Verbrauchsmaterialien ist eine regelmäßige Überprüfung des Ablaufdatums wichtig. Diese Kontrollen der Materialien sollten festgelegt und dokumentiert sein. Sie gelten als Nachweis für die regelmäßige Kontrolle.

Die Hygienerichtlinien schreiben vor, dass die Arbeitsmittel gereinigt und gepflegt werden sollen, z.B. die Arbeitskleidung, die Hebammentasche, das

Maßband nach Gebrauch, das Tuch für die Waage etc. Für den Nachweis der Hygienevorschriften dient ein Hygieneplan. Nicht nur das QM fordert Hygienepläne im ambulanten Bereich, sondern auch das Gesundheitsamt, das die Hebamme dazu auffordern kann, ihren Hygieneplan vorzulegen (s. Praxisbeispiel 8).

Hygieneplan

Nr.	Bereich	Vorgehen
1.	Händereinigung, -pflege und -desinfektion	Siehe Infoblatt Händehygieneplan
2.	Hautdesinfektion	Handdesinfektion, Einmalhandschuhe anziehen, auf die Hautpartie Mittel zur Hautdesinfektion auftragen, 15–20 Sekunden einwirken lassen.
3.	Med. Instrumente	Einmalinstrumente, siehe Plan Wartung und Eichung (Kapitel „Kontrolle, Wartung und Eichung" S. 52)

Praxisbeispiel 8: Hygieneplan

Bei der Arbeitssicherheit im Hebammenberuf geht es um den eigenen Infektionsschutz und den Umgang mit Gefahrenstoffen. Das Reinigen der Hände, der Kleidung, der Arbeitsmittel etc. vermindert das eigene Infektionsrisiko. Dazu sind eine genaue Auflistung der Arbeitsmittel und die dazugehörigen Regelungen zur Reinigung und Wartung gefordert (s. Praxisbeispiel 9).

Checkliste Arbeitsmittel

Nr.	Arbeitsmittel	Besonderheiten/Regelungen/Wartung
1.	Wochenbetttasche	Inhalt siehe Checkliste (S. 51)/Reinigung einmal im Monat
2.	Vorsorgetasche	Inhalt siehe Checkliste/Reinigung einmal im Monat
3.	Geburtentasche	Inhalt siehe Checkliste/Reinigung einmal im Monat
5.	Babywaage	Tuchwechsel täglich/Reinigung einmal die Woche/siehe Checkliste Wartung und Eichung (S. 52)
6.	Dopton	Reinigung einmal die Woche/Wartung durch Hersteller alle zwei Jahre

Praxisbeispiel 9: Checkliste für Arbeitsmittel

Nicht jede Hebamme ist in ihrer Tätigkeit mit Gefahrenstoffen konfrontiert. Hebammen, die in einer Hebammenpraxis tätig sind, müssen sich mit dem Thema Flächendesinfektion auseinandersetzen. Hier greift die Gefahrenstoffverordnung. Es gibt eine Gefahrenstoffanleitung für den Umgang mit jedem einzelnen Gefahrenstoff, z.B. für das Ansetzen einer Reinigungslösung zur Flächendesinfektion. Diese Anleitungen müssen in den Hygieneplan eingearbeitet und ggf. an den wichtigen Stellen aufgehängt werden. Zum Beispiel dort, wo die Lösung angesetzt wird.

Hygieneplan		
Nr.	Bereich	Vorgehen
1.	Händereinigung, -pflege und -desinfektion	Siehe Infoblatt Händehygieneplan
2.	Hautdesinfektion	Handdesinfektion, Einmalhandschuhe anziehen, auf die Hautpartie Mittel zu Hautdesinfektion auftragen, 15–20 Sekunden einwirken lassen
3.	Med. Instrumente	Einmalinstrumente, siehe Plan Wartung und Eichung (S. 52)
4.	**Oberflächen**	**Siehe Anleitung zur Erstellung einer Desinfektionslösung (Zettel in dem QM-Dokumenten abheften)/ Einmalhandschuhe verwenden/Fläche reinigen/Einwirkzeit 60–90 Sekunden**

Praxisbeispiel 10: Hygieneplan, ergänzt durch das Thema Flächendesinfektion

Ein weiteres Thema im Rahmen des Arbeitsschutzes und der Hygiene ist der Umgang mit klinischen Abfällen wie z.B. Spritzen. Da Spritzen im Rahmen der Verletzungsgefahr auch eine Infektionsgefahr für die Hebamme bedeuten, sind diese nach Gebrauch in spezielle Behälter abzuwerfen. Diese müssen stich- und bruchfest sein.

Ein Beispiel sind hier die Vorgaben der BGW zum Thema „Umgang mit Abfällen“:

- verschließbare Einwegbehältnisse
- sie geben den Inhalt, z.B. bei Druck, Stoß, Fall, nicht frei
- sie sind durchdringfest
- ihre Festigkeit wird durch Feuchtigkeit nicht beeinträchtigt
- ihre Einfüllöffnung ist abgestimmt auf das zu entsorgende Gut
- sie öffnen sich beim Abstreifen von Kanülen nicht
- sie sind durch Farbe, Form oder Beschriftung eindeutig als Abfallbehältnisse zu erkennen
- sie sind mit Benutzerhinweisen versehen, sofern ihre Verwendung nicht augenfällig ist.

Hebammen, die Geburten im häuslichen Umfeld anbieten, müssen sich darüber hinaus mit dem Thema der Plazenten-Entsorgung beschäftigen. Dafür ist das Abfallwirtschaftsamt der Stadt/Kommune zuständig. In einigen Kommunen gelten Plazenten als Organabfall, der gesondert entsorgt werden muss. Dort müssen die Plazenten in geschlossenen Behältern gekühlt aufbewahrt und von einem Unternehmen für Sondermüll abgeholt werden. Diese Art der Entsorgung muss schriftlich vom Abfallwirtschaftsamt bestätigt und das Schreiben an den GKV-SV weitergeleitet werden. Nur so kann die Entsorgung über die Vergütungsordnung abgerechnet werden.

Für die Kommunen, in denen die Plazenta über den Hausmüll entsorgt werden kann, fallen keine zusätzlichen Kosten an, entsprechend kann die Entsorgung nicht gesondert abgerechnet werden.

Hygieneplan

Nr.	Bereich	Vorgehen
1.	Händereinigung, -pflege und -desinfektion	Siehe Infoblatt Händehygieneplan
2.	Hautdesinfektion	Handdesinfektion, Einmalhandschuhe anziehen, auf die Hautpartie Mittel zu Hautdesinfektion auftragen, 15–20 Sekunden einwirken lassen
3.	Med. Instrumente	Einmalinstrumente, siehe Plan Wartung und Eichung
4.	Oberflächen	Siehe Anleitung zur Erstellung einer Desinfektionslösung/Einmalhandschuhe verwenden/Fläche reinigen/Einwirkzeit 60-90 Sekunden
5.	**Entsorgung Spritzen**	**Spezial-Behälter (Nach Vorgaben BGW) mit dem Hausmüll**
6.	**Entsorgung Plazenten**	**In haushaltsüblichen Mengen im Restmüll (Absprache mit dem Abfallwirtschaftsamt)**

Praxisbeispiel 11: Hygieneplan, ergänzt durch das Thema Entsorgung

Arbeitsmittel

„Die größte Gabe ist es, den Wert der Dinge richtig zu beurteilen."
Francois de La Rochefoucauld (1613–1680), Literat

Eine freiberufliche Hebamme muss sich die Frage stellen, was sie an Arbeitsmitteln benötigt, um ihre Arbeit ausüben zu können. Der Bedarf an Arbeitsmitteln hängt davon ab, was sie an Leistungen anbietet. Um die Übersicht zu haben, ob alles dabei ist, was für die Bereiche Vorsorge, Kurse, Geburt und Wochenbett benötigt wird, kann eine Checkliste helfen. Eine solche Liste hilft beim Nachfüllen und Auffüllen der Tasche nach getaner Arbeit (s. Praxisbeispiel 12).

Checkliste Wochenbetttasche	
Dokumentationspapiere	❑
Stift	❑
RR-Gerät	❑
Babywaage	❑
Thermometer	❑
20x Akupunkturnadeln	❑
10x Urinsticks	❑
Hautdesinfektion	❑
10x Tupfer	❑
10x Kompressen	❑
3x Vitamin K	❑
Maßband	❑
5x Lanzetten	❑
5x Pflaster	❑
3x Neugeborenscreening	❑
10x Untersuchungshandschuhe	❑
3x Fadenziehset	❑
Infomaterial	❑
Bryonia C 30	❑
Arnica C 30	❑
Staphysagria C 30	❑
Bellis C 30	❑
1x abschwellende Salbe	❑
5x Sitzbad	❑
4x Brustkompressen	❑
1x Nabelklemmenschneider	❑
25 g Hirtentäscheltee	❑

Praxisbeispiel 12: Checkliste für die Wochenbetttasche

Kontrolle, Wartung und Eichung

„Wenn der Kontrollierende das Kontrollierte ist, [...] dann entsteht eine vollkommen andere Art von Energie, die das, was ist, verwandelt."
Krishnamurti (1895–1986), Philosoph

Ein Teil der Arbeitsmittel im Hebammenalltag sind Medizinprodukte. Medizinprodukte sind Produkte und Verfahren, die helfen zu heilen, die Leben retten und das Leben der Menschen verbessern können. Dies können Geräte für Diagnostik oder Intensivmedizin sein, für die Sterilisation, Verbandsmittel, Labordiagnostik etc.

Hebammen arbeiten hauptsächlich mit Medizinprodukten, die der Diagnostik dienen. Daher müssen sie sich an das Medizinproduktegesetz, die Medizinproduktebetreiberverordnung und das Eichgesetz halten. Laut dieser Gesetze müssen die Medizinprodukte regelmäßig kontrolliert, gewartet und ggf. geeicht werden. Die Genauigkeit und Unversehrtheit der Instrumente dient der Sicherheit für Frau und Kind.

Bei nicht genauer Kenntnis über die Wartung und Eichung von Medizinprodukten sollte man beim Hersteller nachfragen. Das Verfahren der Wartung, Kontrolle und Eichung der Medizinprodukte muss festgelegt und dokumentiert werden. Es dient als Nachweis bei Unklarheiten in der Messung und um den Überblick über die Medizinprodukte und deren Wartung zu bewahren.

Der Nachweis kann eine Checkliste sein, die die Wartungsdaten wiedergibt und die Wartungsintervalle beinhaltet.

Checkliste Wartung und Eichung

Nr.	Arbeitsmittel	Intervall	Wer und was	2015	2016	2017	2018	2019	202
1.	Dopton	2 Jahre	Firma Herzton	4.8.	–				
2.	Babywaage	2 Jahre	Firma Leichtgewicht	–	2.3.				
3.	RR-Gerät	2 Jahre	Firma Hochdruck	7.9.	–				
4.	CTG	Jährlich	Firma Herzton	3.3.	26.2.				
5.	E-Prüfung für ortsveränderliche Geräte	Jährlich	Firma Stromschlag	5.5.	13.4.				

Praxisbeispiel 13: Checkliste zur Wartung und Eichung von Medizinprodukten

Auch bewegliche elektrische Geräte, die nicht zu den Medizinprodukten gehören, müssen einmal im Jahr einem Elektro-Test unterzogen werden. Wie zum Beispiel der Wasserkocher oder die Stehlampe in den eigenen Arbeitsräumen. Die Prüfung gilt nach „VDE 7001/7002 ortsveränderliche Geräte". Diese Prüfung führen Elektrobetriebe vor Ort durch.

Zu den Medizinprodukten zählen auch die Verbrauchsmittel. Die Arzneimittel hingegen fallen unter das Arzneimittelgesetz. Hier gilt die Kontrolle im Rahmen der Unversehrtheit der Verpackung und des Haltbarkeitsdatums. Hierzu sollte auch ein Verfahren entwickelt oder die Informationen in bestehende Verfahren eingearbeitet werden, z.B. als ein Punkt innerhalb der Liste „Wartung und Eichung“.

Checkliste Wartung und Eichung

Nr.	Arbeitsmittel	Intervall	Wer	2015	2016	2017	2018	2019	2020
...					–				
6.	Arzneimittel	Alle zwei Monate	ich	8.1. 16.3. 4.5 ...					
7.	Verbrauchs-materialien/ Sterilgut	Alle zwei Monate	ich	8.1. 16.3. 4.5. ...					

Praxisbeispiel 14: Checkliste zur Prüfung von Arzneimitteln; in diesem Beispiel eingefügt in die Checkliste Wartung und Eichung

Berufliche Entwicklung

„Die Vorbedingung für alles wirkliche Wissen ist ein präzises Unterscheidungsvermögen für die Grenze zwischen dem, was man wirklich weiß, und dem, was man bloß meint.“

Konfuzius (551–479 v. Chr.), Philosoph

Die Ausbildung und/oder das Studium zur Hebamme legen das Fundament für ihre Arbeit. Am Ende steht die Berufsbezeichnung „Hebamme“. Wie erlange und bewahre ich meine Kompetenzen, um in diesem Beruf zu arbeiten und alle Leistungen anzubieten? Wie erlange ich Sicherheit in meinem Tun? Gerade der Beruf der Hebamme lebt von den Erkenntnissen des Berufsalltages und vom Austausch mit anderen Kolleginnen.

Fort- und Weiterbildungen

„Zu wissen, was man weiß, und zu wissen, was man tut, das ist Wissen.“

Konfuzius (551–479 v. Chr.), Philosoph

Weiterentwicklung ist für alle Menschen wichtig, auch im Beruf. Die Ausbildung und/oder das Studium sind die Basis für einen ständigen Lernprozess. Fort- und Weiterbildung bedeutet, die Kompetenzen zu festigen und zu erweitern. Die Hebammen werden bestmöglich auf unterschiedlichste Situationen vorbereitet und erhalten so ein hohes Maß an Sicherheit.

Fortbildung ist ein Instrument zur Qualitätssicherung und zur Risikominimierung und daher eines der sinnvollsten Instrumente, die Qualität zu erhalten und zu verbessern. Die Fortbildungspflicht für Hebammen gibt es bereits seit 2002 in der Berufsordnung für Hebammen der einzelnen Bundesländer. Zurzeit fällt die Fortbildungspflicht in den einzelnen Ländern sehr unterschiedlich aus.

Es werden viele Fort- und Weiterbildungen für Hebammen auf dem Bildungsmarkt angeboten. Einige Berufsordnungen geben einen Teil der Inhalte für die Fortbildungen vor. Sofern keine Fort- und Weiterbildungsinhalte von der Berufsordnung festgelegt sind, müssen die Fortbildungen dem aktuellen Leistungsspektrum der Hebamme entsprechen. Es ist darauf zu achten, dass die Inhalte der Fortbildung dem aktuellen Stand der Hebammenwissenschaften entsprechen. Gerade in den Bereichen des Risikomanagements, der Notfallmaßnahmen und der Reanimation von Mutter und Kind sollten die Hebammen geschult sein, auch wenn sie keine Geburtshilfe im häuslichen Umfeld anbieten.

Fortbildungsübersicht

		Originäre Hebammentätigkeit					
		Schwangerschaft	Geburt	Wochenbett	Politik	Risikomanagement	Andere
Datum	Titel und Referent(in)	Zeit in Minuten					
21.02.14	Simulationstraining (Notfallmanagement) C. Schwarz P. Gruber		6x45				
21.05.14	Stillen nach Sectio T. Nicin			4x45			
12.10.14	LT NRW Vortrag über Berufspolitische Situation K. Jeschke				1x45		
03.01.15	QM in der freiberuflichen Hebammenarbeit D. Erdmann, D. Krauspenhaar				6x45		
15.04.15	Vortrag: Was sagt uns die Plazenta Frau Prof Dr Müller		1x45				
10.10.15	Zeitmanagement E. Meier						6x45
....	...						
Summe der Zeit in Minuten							

Praxisbeispiel 15: Dokumentation geleisteter Fortbildungsstunden und der abgedeckten Bereiche für die Jahre 2014/2015

Um einen Überblick über die geleisteten Fortbildungsstunden und die abgedeckten Bereiche zu erhalten, ist eine Liste hilfreich (s. Praxisbeispiel 15).

Berufliche Ziele und Entwicklungsplanung

„Es schadet nichts, wenn Starke sich verstärken."
Johann Wolfgang von Goethe (1749–1832), Schriftsteller

Bei der Planung der Fort- und Weiterbildungen kommt man immer wieder an den Punkt, an dem man sich fragt, was man im Beruf erreichen will. Wo ist der rote Faden für die Entwicklung/Zielsetzung? Eine strategische Planung des Werdegangs kann dabei helfen, das Ziel nicht aus den Augen zu verlieren. Man muss sich dafür keine Zeitvorgaben setzen und keine gesetzlichen und behördlichen Vorschriften berücksichtigen. Es geht um eine eigene Vision!

Entwicklungsplan/Berufsziel	
Ziel	Weiterbildung als Familienhebamme
Zeitraum	Ab 2016
Hürde	– Die Zeit zu finden, an dieser Fortbildung parallel zur freiberuflichen Hebammentätigkeit teilzunehmen – Die Finanzierung
Unterstützung	– Meine Familie – Kolleginnen – Landkreis
Nächster Schritt	1. Nochmal mit meinen Unterstützern ins Gespräch kommen 2. Entscheidung Ja/Nein 3. Anmeldung bei dem Fortbildungsinstitut

Praxisbeispiel 16: Darstellung der geplanten Entwicklung und beruflichen Ziele

Risikomanagement und Qualitätssicherung

„Der Mensch hat dreierlei Wege, klug zu handeln:
Erstens durch Nachdenken – das ist der edelste
Zweitens durch Nachahmung – das ist der leichteste
Drittens durch Erfahrung – das ist der bitterste"
Konfuzius (551–479 v. Chr.), Philosoph

Unter Risikomanagement hat man lange Zeit die Absicherung des finanziellen Risikos und der Risiken aus Haftungsansprüchen verstanden. Erst in den letzten Jahren hat sich die Sicht verändert und es geht hierbei nun primär um den Schutz des anvertrauten Patienten.

Die Patientensicherheit tritt in letzter Zeit immer mehr in den Vordergrund. In Deutschland treten jährlich ca. 40.000 Behandlungsfehler auf. Davon entstehen 60 % im Bereich der Krankenhausversorgung. Bei der genauen Betrachtung der Behandlungsfehler sind die Ursachen häufig keine fachlichen Defizite, sondern beruhen eher auf organisatorischen Versäumnissen.

Hebammen tragen Verantwortung für Frau und Kind, daher sollte deren Sicherheit ihr höchstes Behandlungsziel sein. Mit dem Umsetzen der gesetzlichen und behördlichen Vorschriften, auch im Rahmen des QM, wenden Hebammen bereits ein Risikomanagement an. Auch eine klare Erkennung der eigenen Kompetenz ist eine Risikominimierung: Wo fängt mein Kompetenzbereich an und wo ist die klare Abgrenzung zu anderen Berufsgruppen? Wann leite ich die Frau und das Kind weiter? Wann verlege ich?

In diesem Bereich lässt sich viel von anderen Berufsgruppen lernen. Ein gutes Beispiel für Risikomanagement betreibt die Luftfahrt. Jeder Pilot muss in den Flugsimulator, um kritische Situationen zu trainieren. Nach jedem Flug wird der Flugschreiber ausgewertet. Kritische Situationen und Fehler werden sofort gemeldet. Hier herrscht eine offene Fehlerkultur, aus der jeder lernen kann. Ein wichtiger Aspekt zur Fehlervermeidung ist die Kommunikation im Flugzeugcockpit. Bestimmte Kommunikationsabläufe werden vom Empfänger wiederholt, es werden einheitliche Vokabeln verwendet, es wird laut und deutlich in kurzen Sätzen gesprochen und im Zweifelsfall wird die Information wiederholt. Die selbe Methode wird in den USA im medizinischen Bereich bereits mit Erfolg angewendet, mit Hilfe von Algorithmen, zu denen auch standardisierte Kommunikationsregeln gehören.

Für die Reanimation mit Defibrillator kann das z.B. wie folgt aussehen:

- „Laden auf 200 Joule" (Defibrillation wird vorbereitet, alle anderen Maßnahmen laufen weiter)
- „Achtung Defibrillation" (Elektronen werden aufgesetzt, alle treten einen Schritt zurück und zeigen das durch das Heben der Handflächen)
- „Achtung Schuss" (nochmaliger Blick, dass alle Helfer zurückgetreten sind, dann Auslösen des Defibrillators)

In Deutschland halten diese Methoden mehr und mehr Einzug.

Seit 2014 ist ein CIRS/Fehlermeldesystem für alle Krankenhäuser verpflichtend (s. Kapitel „CIRS", S. 60). Und es werden für einige Bereiche der Gesundheitsversorgung Simulationstrainings angeboten(s. Kapitel „Simulationstraining", S. 60).

Im Bereich des Risikomanagements sollte der Patient aktiv in das Geschehen der Patientenversorgung einbezogen werden. Wenn der Patient gut informiert und involviert ist, dann treten weniger Fehler auf. Ein Beispiel ist die Vergabe von Medikamenten. Ist ein Patient über seine Medikation aufgeklärt, so wird er bemerken, wenn er die falschen Medikamente erhalten hat, denn er sieht, ob z.B. eine Tablette zu viel im Döschen ist oder die blaue Pille fehlt. Falsche Medikamentengabe ist eine der häufigsten Fehler, die im medizinischen Bereich auftreten.

Hier spricht vieles für das Vier-Augen-Prinzip, indem z.B. jemand zweites schaut, ob das richtige Medikament verabreicht wird. Diese Methode lässt sich auch gut in der Freiberuflichkeit umsetzen. Die Frau lässt sich einfach mit einbeziehen: Sie kann sich die Verpackung ansehen und sich erklären lassen, was und warum sie welche Tabletten nehmen soll.

Risikomanagement ist Qualitätsmanagement. Es gibt viele Maßnahmen und Methoden, die sich überschneiden. Daher lässt sich beides nicht voneinander trennen. Es versteht sich von selbst, dass das Risikomanagement in das QM-System integriert werden muss. Bereits durch die Wahl der Instrumente, die eine gute Qualität sichern sollen, findet ein Teil des Risikomanagements statt.

In den folgenden Kapiteln werden Instrumente aufgeführt, die der Qualitätssicherung und dem Risikomanagement dienen.

PDCA-Zyklus

Die Menschen streben kontinuierlich eine Verbesserung in ihrem Leben an – in vielen Augenblicken des Alltags. Ob es um den Zeitpunkt des Aufstehens geht, das Mittagessen oder um die langfristige Planung des Urlaubes. Das Vorgehen geschieht bewusst und unbewusst und wir gehen hierbei nach einem bestimmten System vor. Wenn bei der Planung der alltäglichen Prozesse etwas nicht so läuft, wie es sein sollte, dann versuchen wir es zu korrigieren, um es beim nächsten Mal besser zu machen. Im Qualitätsmanagement ist der Begriff der kontinuierlichen Verbesserung der grundlegende Baustein zur Qualitätsverbesserung und -sicherung.

Dieser kontinuierliche Verbesserungsprozess fordert im QM eine genaue Definition, um den Prozess transparent und offensichtlich zu gestalten.

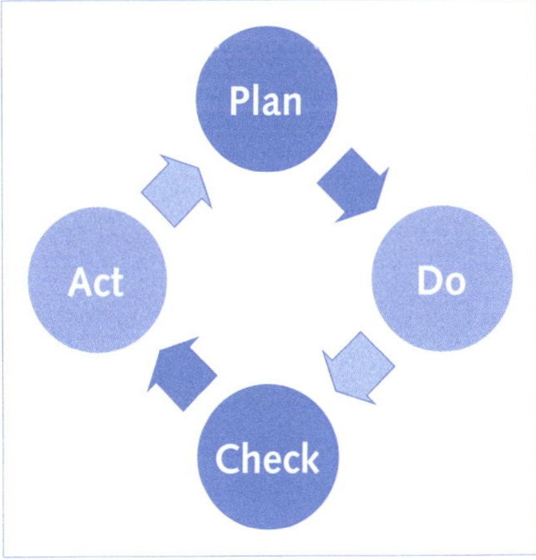

Abbildung 5: PDCA-Zyklus nach William Edwards Deming

Eine Technik, um hier für eine übersichtliche Struktur und für Transparenz zu sorgen, verdanken wir dem Mathematiker und Physiker William Edwards Deming (1900–1993). Er entwickelte eine Problemlösungstechnik, mit der er die Grundhaltung zum Thema QM veränderte. Eine Technik, die bis in die heutige Zeit erhalten geblieben ist: das Deming-Prinzip, der sogenannte PDCA-Zyklus (s. Abbildung 5, S. 57).

Plan = Planen = Planen einer Maßnahme mit Analyse des derzeitigen Ist-Zustandes. Hier muss genau geschaut werden, welches Ziel verfolgt wird und welche Kriterien hierfür die Voraussetzung sind.

Do = Ausführen = alle Beteiligten informieren und die geplante Maßnahme durchführen.

Check = Überprüfen = Erfassen der Situation und Überprüfen des Ergebnisses der umgesetzten Maßnahme. Entspricht es dem, was ich erwartet habe? Wurde das Ziel erreicht? Waren die eingesetzten Instrumente gut gewählt?

Act = Verbessern = Überprüfung von Ist und Soll der Maßnahme. Hier findet eine Entscheidung statt, ob die Maßnahme so beibehalten wird, oder ob zur Verbesserung Änderungen vorgenommen werden müssen.

In der Hebammenarbeit könnte das beim Implementieren eines neuen Geburtsvorbereitungskurses für Mehrgebärende z.B. so aussehen:

Plan:
- Brauchen wir dieses Kursangebot vor Ort?
- Haben wir die Klientel hierfür?
- Möchte ich die Partner mit dabei haben?
- Habe ich die Arbeitskapazität?
- Finde ich Räumlichkeiten?
- Fertigen eines Kurskonzeptes
- Kursanmeldung planen und durchführen

Do:
- Durchführen des Kurses

Check:
- Evaluieren des Kurses mit den Klientinnen
- Eigene Evaluation des Kurses

Act:
- Möchte ich den Kurs nochmal anbieten?
- Was muss ich noch verbessern, ist das Konzept so stimmig?
- Ist die Zahl und der Personenkreis in der Konstellation gut gewählt (Partner ja/nein)?

Kritische Situationen und Fehlermanagement

„Suche nicht nach Fehlern, sondern nach Lösungen."
Henry Ford (1863–1947), Automobilhersteller

Irren ist menschlich. Überall, wo Menschen tätig sind, ist mit Fehlern zu rechnen. Sie verursachen in uns Ängste, Stress und bringen uns aus dem Gleichgewicht. Es gibt kein Null-Fehler-Prinzip, auch wenn das von vielen Seiten der Gesellschaft gewünscht und gefordert wird – Fehler treten trotzdem auf. Wir stolpern nun mal bei unseren ersten Gehversuchen und fallen hin. Wir stehen aber auch wieder auf und werden sensibler für die Situation. Wir schauen auf den Weg und heben die Füße. Wir lernen durch den Fehler, den wir gemacht haben, und das ist in erster Linie etwas Positives.

Die Auseinandersetzung mit der eigenen Arbeit ist wichtig, um sie kontinuierlich zu verbessern und mögliche Fehlerquellen zu analysieren und zu beheben.

Eine Möglichkeit, sich mit diesen Themen zu beschäftigen, ist das Wahrnehmen der Arbeit. Hierbei ist die Reflexion der Arbeitsschritte eine Hilfe (Selbstreflexion). Wer seine Schritte gut kennt, findet auch Gefahrenquellen oder den Moment, in dem eine Gefahr droht.

Die Praxisreflexion ist ein Verfahren, das die Qualitätssicherung unterstützt. Das Verfahren ist dem PDCA-Zyklus sehr ähnlich.

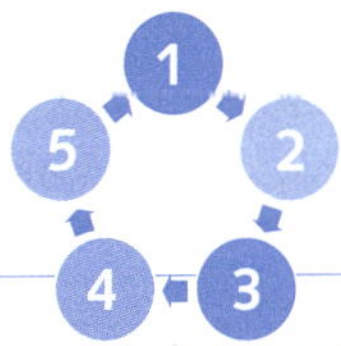

Praxisreflexion

Datum	November 2014
1. Was ist passiert?	Gesunde I Para zur Geburt; spontane Wassergeburt am ET. Nach ca. einer Stunde Blässe, Kreislaufprobleme. Frau möchte nicht verlegt werden. Keine Blutung nach außen, aber weicher Uterus. → Blase Weitere Kontrolle des Uterus, keine Besserung → Verlegung der Frau Frau hat im Krankenhaus Hb von 4,7
2. Wie habe ich mich gefühlt?	– Angst, dass ich zu spät reagiere – Ärger, dass die Frau sich nicht verlegen lassen wollte, obwohl ich dazu geraten habe
3. Was war daran gut/ schlecht	– dass ich mich mit der Verlegung durchgesetzt habe – dass ich mich nicht eher durchgesetzt habe
4. Was für Alternativen gab es?	– autoritärerer Umgang mit der Frau
5. Was würde ich das nächste Mal anders machen?	– keine Frau mit Ausgangs-Hb unter 10 annehmen – eher Verlegen

Praxisbeispiel 17: Praxisreflexion nach einer Geburt. Aus: Christiane Schwarz, Hebammenkompetenzprofil, Hannover 2009

Simulationstraining

„Die einzige Sicherheit, die ein Mensch haben kann, ist die Erkenntnis seiner inneren Kraft und Berufung und eine starke Reserve an Wissen, Erfahrung und Können."
Emil Oesch (1894–1974), Schriftsteller

In Fort- und Weiterbildungen wird überdurchschnittlich viel theoretisches Wissen vermittelt, das nicht gleich in die Praxis umgesetzt werden kann. Wenn aber bestimmte Abläufe im Notfallmanagement nicht regelmäßig durchgeführt werden, dann geht ein Teil des Erlernten wieder verloren.

Daher sollte es insbesondere in medizinischen Bereichen die Möglichkeit geben, durch regelmäßiges Üben den Umgang mit seltenen und kritischen Situation zu trainieren – selbstverständlich ohne jemanden dabei zu gefährden. Hierfür ist das Simulationstraining eine anerkannte Methode. Im Bereich der Reanimation wird diese Methode schon seit Jahren verwendet. Es gibt Reanimationspuppen zum Erlernen der Reanimationsmaßnahmen wie Puls fühlen, Beatmung und Herz-Druck-Massage. Die Notfallsituation wird durchgespielt und am Ende gibt es ein Feedback und ggf. Hinweise auf Verbesserungspotenzial.

Heute gibt es spezifische Simulationspuppen, mit denen komplexe Notfälle simuliert werden können. Auch für Notfälle in der Geburtshilfe gibt es spezielle Simulationspuppen. Sie können Infusionen erhalten, den Blutdruck angeben, krampfen, bluten usw. Aber nicht die Puppe macht das Training aus, sondern das wirkliche Erleben der Notfallsituation im Team mit allen Personen, die daran beteiligt sind. Wie im richtigen Arbeitsleben sind Hebammen, der geburtshilfliche Arzt, die Kinderärztin, die Anästhesistin, der Lebensgefährte oder die Freundin anwesend. Es gibt Beobachterinnen und im Idealfall wird die Übung aufgezeichnet und dokumentiert. Hier geht es um ein Training auf Augenhöhe, daher können die Professionen auch mal vertauscht werden, um einen anderen Blickwinkel zu erhalten.

Beim Feedback geht es um die Kommunikation, das Schnittstellenmanagement und das Beherrschen von Abläufen/Prozessen mit dem dazugehörigen Fachwissen. Hier wird das Augenmerk auf „best practice" gelegt. Das Team soll kritische Ereignisse erleben, diese analysieren und für sich eigene Abläufe erarbeiten.

CIRS

„Wer einen Fehler gemacht hat und ihn nicht korrigiert, begeht einen zweiten."
Konfuzius (551–479 v. Chr.), Philosoph

Ein CIRS (Critical Incident Reporting System) ist ein anonymes Berichts- und Lernsystem, um kritische Ereignisse sowie „best practice"-Fälle zu melden. Es hilft, Fehlerquellen und Verbesserungspotenziale zu identifizieren. Hierbei kann aus eigenen kritischen Ereignissen oder aus kritischen Ereignissen anderer gelernt werden. Es entsteht dadurch eine Strategie zur Vermeidung von Fehlern, die in den folgenden Arbeitsabläufen angewendet werden können. CIRS ist hier ein gutes Instrument, um ein Risikomanagement zu betreiben.

CIRLS – ein Beispiel

Falltitel	Medikamentenverwechslung
Ereignis	Ich sollte auf der Wochenstation Medikamente verteilen. In einem Zimmer waren zwei Frauen mit sehr ähnlichen Namen, beide sprachen kein Deutsch. Ich habe den Namen einer der Frauen aufgerufen und ihr das Methergin (post sectionem) gegeben. Sie hat es sofort geschluckt. War aber die falsche Frau – die war noch schwanger am Termin. Dicker Bauch unter der Decke. Hatte jetzt 2 Drg. Methergin intus. Wir haben 24 Std dauerüberwacht, ist nichts passiert.
Mögliche Maßnahme	Kontrolle von Namenschild am Bett? Am besten gar kein Methergin mehr verordnen.
Schweregrad	II, mittel, Notwendigkeit einer Therapie/Intervention
Menschliche Fehler	Unaufmerksamkeit; Verwechslung
Organisation/Kommunikation	sprachliche/emotionale Kommunikationsprobleme; unklare/fehlende Verordnungen/Anweisungen
Infrastruktur/Umgebung	
Technische Probleme	
Andere Ursachen	
Bearbeitung CIRLS Verantwortliche	
Beurteilung / Notiz	
Fallanalyse	
Bearbeitet am	28.03.2013 16:00
Ursachen	unklare Zuordnung im Medikamentenprozess Kommunikationsproblem/Sprache Sprachschwierigkeiten und ähnliche Namen
Empfehlung und Fazit	Nur noch mit absoluter Indikation Methergin verordnen, möglicherweise muss die Wöchnerin abgestillt werden. Die Wöchnerin direkt mit Namen ansprechen oder sie fragen, wie sie heißt.

Tabelle 5: Beispiel aus dem Portal „Fälle für Alle“. Weitere Fälle unter: www.fälle-für-alle.org

Seit Anfang 2014 ist ein CIRS für alle klinischen Bereiche verpflichtend. Ein CIRS-System ist meist ein EDV-gestütztes Meldeportal. Es gibt interne und externe CIRS. Das interne CIRS ist institutionsbezogen und wird von Abteilungen oder der ganzen Klinik genutzt. Ein externes CIRS ist institutionsübergreifend und wird von einem definierten Benutzerkreis genutzt.

Der Ablauf einer Meldung ist folgendermaßen: Eine Person meldet anonym ein Ereignis im CIRS. Der Bericht über das Ereignis wird von einer CIRS-Beauftragten anonymisiert und durch einen CIRS-Experten analysiert. Der Bericht über das Ereignis, wie auch Empfehlungen zur Vermeidung werden auf dem CIRS-Portal veröffentlicht.

Somit hat jeder Zugriff auf diese Information und kann für sich Verbesserungspotenziale und Lösungswege generieren.

Die Hebammen verfügen seit 2013 über ein CIRLS (Critical Incident Reporting and Learning System) für das Hebammenwesen mit dem Meldeportal „Fälle für Alle", www.fälle-für-alle.org. Dies ist ein Meldeportal für Deutschland, Österreich, Schweiz und Südtirol. Hebammen haben die Möglichkeit, kritische Ereignisse, Beinahe-Fehler oder „best practices" aus der Hebammenarbeit anonym zu melden (s. als Beispiel Tabelle 5, S. 61). CIRLS hat in der Abkürzung noch ein „L" für das Lernen. Es bedeutet „aus Fehlern anderer lernen". Der positive Umgang mit Ereignissen – Fehlern oder auch Beinahe-Fehlern – in der Arbeit, verbunden mit den Lösungsansätzen aus dem CIRLS, führt zu einer neuen Art der Fehlerkultur.

Qualitätszirkel

„Es ist nie zu spät für eine gemeinsame Anstrengung für die, die auf unsere Hilfe warten."

Norbert Blüm (*1935), ehem. Politiker

Um gemeinsam Qualität zu verbessern, bietet ein Qualitätszirkel (QZ) einen Austausch mit Gleichgesinnten. Bei einem Qualitätszirkel handelt es sich um eine Gruppe von Hebammen von sechs bis zwölf Personen. Dieser Personenkreis trifft sich regelmäßig, meist alle zwei Monate für ca. zwei Stunden. Somit ist eine kontinuierliche Arbeit an Themen möglich. Die Zirkel werden von einer QZ-Moderatorin geleitet, die über eine entsprechende Qualifikation verfügt. Diese Moderatorin bereitet die Treffen vor und achtet während der Treffen auf die Einhaltung der Regeln wie Kommunikation, Dokumentation etc.

Die Themen aus dem Arbeitsbereich werden von den Teilnehmerinnen selber benannt. Hier wird als erstes auf das Wissen und die Erfahrung der Teilnehmerinnen zurückgegriffen. Es geht hier um ein Geben und Nehmen von Erfahrung und Wissen. Hierzu werden weitere Methoden hinzugezogen, wie Literaturrecherche, das Internet, Fortbildungsinhalte etc.

Ziel ist es, einen Raum für Austausch zu schaffen, sich weiterzubilden und weiterzuentwickeln und dadurch die Qualität gemeinsam zu verbessern.

Gerade bei den Tätigkeitsbeschreibungen, Kurskonzepten oder Standards kann durch eine gute Arbeit im QZ eine Grundlage geschaffen werden, auf die jede Hebamme individuell aufbauen kann. Aber auch die Themen Hygiene, Arbeitsmittel etc. können hier Raum finden.

Für jede freiberuflich arbeitende Hebamme ist es sinnvoll, an solchen Zirkeln teilzunehmen, da es hierbei um Qualitätssicherung und kontinuierliche Verbesserung geht.

Die Teilnahme an einem Qualitätszirkel sollte in den QM-Dokumenten mit aufgenommen werden, auch wenn die Hebammen in vielen Bundesländern dafür keine Fortbildungsstunden erhalten. Es ist ein Instrument zu Fort- und Weiterbildung und dient damit der Qualitätssicherung.

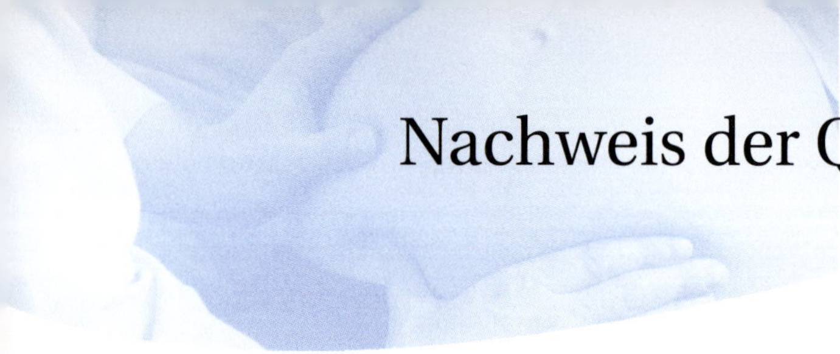

Nachweis der Qualität

Es gibt verschiedene Möglichkeiten, die Qualität der Arbeit nachzuweisen. Vermutlich hat sich jede Hebamme schon auf die eine oder andere Art und Weise damit auseinandergesetzt, ob die betreuten Frauen und Familien mit der geleisteten Arbeit zufrieden sind. Zum Beispiel mit Hilfe eines Abschlussgespräches, einer Selbsteinschätzung, eines Fragebogens oder Ähnlichem.

Es ist sinnvoll, ein System zu wählen, das einem persönlich liegt und das alle Bereiche des eigenen Portfolios abdeckt. Nur wenn in allen Bereichen ein festgelegtes System genutzt wird, lassen sich die Ergebnisse vergleichen und eine Entwicklung beobachten.

Es gibt verschiedene Möglichkeiten, die geleistete Qualität nachzuweisen – wichtig ist, dass die Erkenntnisse daraus auch genutzt werden.

Das vertragliche Nachweisverfahren ist im Anhang zum Rahmenvertrag (s. Kapitel „Die rechtlichen Grundlagen für ein Qualitätsmanagement“, S. 23) geregelt. Jede freiberufliche Hebamme sollte informiert sein, wie und warum die Überprüfung stattfindet und welche Unterlagen hierfür notwendig sind.

Feedback

Die Zufriedenheit der betreuten Frau hängt in sehr hohem Maße davon ab, wie das Betreuungsziel definiert wurde. Wenn man z.B. als Ziel formuliert, dass jede betreute Frau stillen wird, dann ist die Wahrscheinlichkeit, dass das Ziel erreicht wird, nicht sehr groß. Damit wäre dann die Frau unter Umständen mit der Betreuung nicht zufrieden, obwohl sich die Hebamme viel Mühe gegeben hat. Wenn aber als Betreuungsziel formuliert wird, dass in Bezug auf das Stillen jede Frau darin unterstützt werden soll, eine für sie persönlich gute Entscheidung zu treffen, so ist die Wahrscheinlichkeit deutlich höher, dass die Frau mit der Betreuung zufrieden ist.

An dieser Stelle ist es auch interessant, sich das Rollenverhältnis zwischen Hebamme und Frau anzusehen. Wie arbeite ich mit den Frauen? Hebammen befähigen und stärken die Frau und die Familie, die Verantwortung für ihre eigene Gesundheit sowie die ihrer Kinder zu übernehmen. Das tun Hebammen, indem sie in erster Linie eine Beziehung zu den Frauen und ihren Familien herstellen. Hebammen sind Ratgeberin und Vertraute und es ist für alle Beteiligten wichtig, sich darüber bewusst zu sein, dass Hebammen in ihrer Funktion einen professionellen Blick auf Frau und Kind haben. Die Qualität der Arbeit macht sich auch daran fest, welche Kompetenzen man gegebenenfalls als Teamworkerin hat. Hebammen arbeiten unter Berücksichtigung der Zuständigkeiten mit Berufsangehörigen aus dem Gesundheits- und Sozialwesen zusammen, mit dem Ziel einer optimalen Versorgung von Frau, Kind und Familie.

Eine gute und verständliche Aufklärung über das, was die Frau in der Betreuung erwarten kann, eine transparente Kooperation mit anderen Berufsgruppen und eine Rückversicherung, dass die Informationen wirklich bei der Frau ankommen, tragen viel zur Zufriedenheit der Frau und (!) der Hebamme bei. In kaum einem anderen Bereich ist eine gut strukturierte Kommunikation so wichtig wie in der Beziehungsarbeit zwischen Hebamme und Frau.

Feedback durch Fragebogen

Um in Erfahrung zu bringen, ob die Frauen zufrieden sind und wo es ggf. Kritikpunkte gibt, ist ein Fragebogen eine gute Hilfe. Diesen können die Frauen am Ende der Betreuung ausgehändigt bekommen. Um eine ehrliche und auswertbare Antwort zu erhalten, ist es entscheidend, wie der Fragebogen ausgehändigt wird. Wenn die Frau den Bogen anonym ausfüllen kann, ist sie unter Umständen ehrlicher, als wenn sie es im Beisein der Hebamme tut. Gut ist es, wenn die Frau den Bogen schicken kann, da sie dann genügend Zeit hat, um die Fragen zu beantworten. Die Repräsentativität der Befragung ist abhängig davon, ob alle Bögen oder nur ein kleiner Teil der Bögen zurück kommt. Es kann hilfreich sein, wenn die Frau den Bogen mit einem frankierten und an die Hebamme adressierten Umschlag bekommt.

Fragebogen für die Frau

1. Habe ich Sie ausreichend in Entscheidungen über Ihre Betreuung einbezogen?	❑ Ja ❑ Meist ❑ Gar nicht
2. Habe ich Ihre Wünsche berücksichtigt?	❑ Ja ❑ Meist ❑ Gar nicht
3. Hatten Sie genügend Gelegenheit, Ihre Fragen zu stellen?	❑ Ja ❑ Meist ❑ Gar nicht
4. Waren die Informationen, die Sie bekommen haben, verständlich und hilfreich?	❑ Ja ❑ Meist ❑ Gar nicht
5. Habe ich in Ihrem Sinne angemessen mit den anderen Berufsgruppen zusammengearbeitet?	❑ Ja ❑ Meist ❑ Gar nicht

→

→ 6. Waren die Absprachen (auch zeitlich) für Sie klar und habe ich sie eingehalten?	❑ Ja ❑ Meist ❑ Gar nicht
7. Habe ich Sie ausreichend beim Stillen unterstützt?	❑ Ja ❑ Meist ❑ Gar nicht
Bemerkungen:	

Praxisbeispiel 18: Fragebogen, mit dem die Frau ein Feedback zur Betreuung an die Hebamme geben kann

Feedback im Gespräch

Eine weitere gute Möglichkeit zur Erhebung der Zufriedenheit ist das Abschlussgespräch. Das Gespräch hat den Vorteil, dass die Hebamme im direkten Kontakt mit der betreuten Frau steht und sich ein echtes Gespräch entwickeln kann.

Auch bei dem Abschlussgespräch ist es hilfreich, eine bestimmte Struktur mit Hilfe eines Bogens zu haben. Zum einen fällt es im Gespräch leichter, die Fragen zu stellen, zum anderen macht es die Antworten vergleichbar. Gibt es zum Beispiel Kritikpunkte, die immer wieder auftauchen? Bei dem Abschlussgespräch ist die Hebamme, wenn Kritik ausgesprochen wird, mehr gefordert als bei dem Fragebogen. Sie sollte sich vorher überlegen, welche Methode für sie geeignet ist.

Gesprächsbogen

Name:	
Datum:	
Nennen Sie mir etwas, was Ihnen besonders an meiner Arbeit gefallen hat:	
Nennen Sie mir zwei Dinge, die ich verbessern kann:	
Gibt es noch etwas, was Sie mir sagen möchten?	
Mein Fazit aus dem Gespräch:	

Praxisbeispiel 19: Gesprächsbogen für ein Abschlussgespräch mit der betreuten Frau

Evaluation

Evaluation heißt, ein Ereignis kritisch zu betrachten und auszuwerten. Wir kennen Evaluationen meist aus Fort- und Weiterbildungen in Form eines Fragebogens am Ende der Veranstaltung. Durch das Auswerten der Fragebögen ergeben sich Maßnahmen zur Verbesserung von Abläufen und Inhalten. Es treffen viele unterschiedliche Sichtweisen aufeinander und es wird festgestellt, dass nicht alles, was einem selbst als gut erscheint, von anderen ebenso empfunden wird. Es geht bei Fort- und Weiterbildungen nicht nur um die Inhalte der Vorträge, sondern auch um Struktur, Vermittlung und Relevanz für die eigene Arbeit.

Um die Qualität der Arbeit evaluieren zu können, muss zunächst die Methode zur Erhebung der Zufriedenheit festgelegt werden, der nächste Schritt ist die Auswertung der gesammelten Informationen. Ziel ist es, die Ergebnisse aus den Gesprächen oder den Fragebögen für die weitere Arbeit zu nutzen. Dabei ist es wichtig zu lernen, Kritik anzunehmen und nicht zu kommentieren. Manche Kritikpunkt sind gut zu beheben, bei manchen tut man sich schwer, da hier die Arbeit an sich selbst gefordert ist.

Evaluation	
Von wem:	Betreute Frauen in der Schwangerschaft und im Wochenbett (40 Frauen)
Zeitraum:	Jan. 2014 bis Dez. 2014
Grundlage:	– Fragebogen – Gespräch
Positive Anmerkungen:	– Frauen sind selbstständig – Der Umgang mit dem Kind ist frei von Ängsten – Die Frauen haben Vertrauen zu mir als Hebamme
Neutrale Anmerkungen:	– Hilfreich – Guter Gesprächspartner – Gute Erreichbarkeit
Negative Anmerkungen:	– Nicht immer pünktlich – Zu viele Informationen bei einem Besuch
Fazit:	– Vertrauen in meine Person – Die Frauen haben Vertrauen in sich und Vertrauen in ihre Kompetenz im Umgang mit dem Kind – Mein Zeitmanagement muss optimiert werden – Weniger Informationsfluss bei einem Hausbesuch
Maßnahmen:	Siehe Maßnahmenplan (S. 72)

Praxisbeispiel 20: Evaluationsbogen zur Zufriedenheit von betreuten Frauen in der Zeit von Schwangerschaft und Wochenbett

Gesprächsnotiz

Im Rahmen der Hebammentätigkeit finden viele Gespräche mit Menschen verschiedener Berufsgruppen statt. Es sind Fachgespräche, kollegiale Gespräche, Arbeitstreffen, Treffen mit Kooperationspartnern etc. Viele dieser Gespräche haben wichtige Inhalte. Es werden Vereinbarungen getroffen, Kritik geübt oder arbeitsspezifische Themen besprochen. So sorgfältig der Umgang mit der Dokumentation der Frauen ist, so sorgfältig sollten diese Gespräche dokumentiert werden.

Gerade bei Gesprächen mit Vereinbarungen oder wichtigen Aussagen ist es im Nachhinein wichtig, auf Notizen zurückgreifen zu können. Es gibt immer mal wieder die Situation, dass sich einzelne Personen nicht mehr an Inhalte eines Gespräches erinnern und vor allem nicht an die getroffenen Vereinbarungen.

Gesprächsnotiz	
Gesprächspartnerin	Frauenärztin Frau Dr. Mond
Datum	6. Mai 2015
Inhalt	Vereinbartes Treffen wegen Zusammenarbeit mit der Praxis Mond. In der Vergangenheit wurde den Frauen von Seiten der Praxis mitgeteilt, dass die Schwangerenvorsorge ausschließlich durch die Frauenärztin erfolgen darf. Im Laufe des Gespräches habe ich Frau Dr. Mond darauf hingewiesen, dass wir laut Gesetz gleichberechtigt eine Schwangerenvorsorge durchführen dürfen. Frau Dr. Mond war diese Gesetzesgrundlage nicht bekannt und greift auf Inhalte ihres Studiums zurück. Sie verteidigt ihre Position mit ihrem Facharzttitel. Wir erzielen die Einigung, dass sie sich neutral gegenüber den Frauen verhält, die ihre Vorsorge bei einer Hebamme durchführen lassen.
Fazit	In dem Bereich der Schwangerenvorsorge durch die Hebamme muss noch Aufklärung betrieben werden.
Unterschrift	Hebamme Mond

Praxisbeispiel 21: Dokumentation eines Gespräches

Fortbildungsevaluation

Am Ende einer Fort- und Weiterbildung ist jede Hebamme angefüllt von neuen Erkenntnissen und Anregungen. Um eine Essenz aus dem Gehörten zu erhalten, ist es sinnvoll, die Fortbildung zeitnah persönlich zu evaluieren. Hieraus können sich wichtige Erkenntnisse für die Praxisumsetzung ergeben.

Fortbildungsevaluation	
Titel	QM in der freiberuflichen Hebammentätigkeit
Datum	3. Januar 2015
Referent(in)	Frau Erdmann und Frau Krauspenhaar
Lernziel	QM in seinen Grundlagen verstehen mit den gesetzlichen Vorgaben, Aufbau eines eigenen QM-Systems
Zusammenfassung des Inhalts	– Qualitätsmanagement als Begriff – Gesetzliche Grundlagen helfen bei dem, was gefordert ist. – Eine eigene Zielsetzung mit meiner Arbeit ist wichtig. – Der Kunde bestimmt mit, wie ich arbeite. – QM-Dokumente können von mir selber erstellt werden, aber es gibt auch Vorlagen auf dem Markt. – Der Nachweis ist in erster Linie eine Selbstbewertung, aus der man Konsequenzen zieht. – Eine Überprüfung kann alle fünf Jahre stattfinden.
Lernerfolg	– QM ist eine Organisationshilfe und kann mir helfen, meine Arbeit zu strukturieren. – QM-Handbuch ist kein Buch, sondern ein Ordner, in dem ich meine Dokumente abhefte. – Ich habe das System von QM als Verbesserung und Transparenz für meine Arbeit verstanden.
Fortbildungsstunden Fortbildungsbereich	6 X 45 Minuten QM
Anlage	Zertifikat

Praxisbeispiel 19: Evaluation einer Fortbildung

Audit

Audit bedeutet eine Überprüfung von festgelegten Arbeitsabläufen. Dabei geht es darum, festzustellen, ob diese Abläufe sinnvoll und stimmig sind. Ein Ziel des Audits ist es, zu sehen, ob das QM-System wirksam eingeführt wurde und ob es aufrechterhalten wird.

Das Audit ist ein objektives Instrument zur Verbesserung von Abläufen und Strukturen. Auf der Grundlage der Ergebnisse kann der aktuelle Status einerseits mit den Anforderungen und Verbesserungspotenzialen und andererseits mit der bestehenden QM-Dokumentation verglichen werden.

Ein Audit kann durch die Hebamme selbst und durch eine externe Auditorin durchgeführt werden.

Audit durch Selbstbewertung

Nachdem die Hebamme ihr eigenes QM-System eingeführt hat, kann sie dieses durch eine Selbstbewertung (internes Audit) überprüfen.

Diese Selbstbewertung muss von allen freiberuflichen Hebammen einmal jährlich durchgeführt werden. Der inhaltliche Mindeststandard der Selbstbewertung wird deutlich anhand des Selbstbewertungsbogens der im Rahmenvertrag vorgeschrieben ist (Kapitel „Die rechtlichen Grundlagen für ein Qualitätsmanagement“, S. 23). Dort werden beispielsweise Fragen behandelt, wie: Habe ich ein Leitbild und eine Zielsetzung in meiner Arbeit? Nehme ich an Fort- und Weiterbildungsmaßnahmen teil? Sind meine Arbeitsmittel gewartet?

Die Selbstbewertung hat den Vorteil, dass die Hebamme ihr eigenes System neutral überprüfen kann. Wenn sie ihre Visionen formuliert, alle Tätigkeitsbereiche definiert und die Zufriedenheit der von ihr betreuten Frauen und Familien ermittelt hat, kann sie mithilfe der Selbstbewertung Verbesserungspotenziale erkennen und Ziele setzen. Die Möglichkeit, dies mithilfe einer Checkliste oder eines Fragebogens zu tun, erleichtert die Übersicht über die Struktur-, Prozess- und Ergebnisqualität. Die Selbstbewertung ist in allen QM-Systemen eine gängige Methode.

Selbstbewertung
1. Zeitfenster im Jahr festlegen
2. Ausfüllen des Selbstbewertungsbogens (s. Rahmenvertrag)
3. Ergebnis der Selbstbewertung festlegen (s. Rahmenvertrag)
4. Abheften in den QM-Unterlagen
5. Ggf. Verbesserungsmaßnahmen festlegen (siehe Maßnahmenplan, S. 72)

Tabelle 6: Organisation der Selbstbewertung

Audit durch externe Auditorin

Für die Hebamme mit Geburtshilfe im häuslichen Umfeld (Hausgeburten) wird zusätzlich zur Selbstbewertung alle drei Jahre ein internes Audit durch eine externe Auditorin gefordert. Diese Auditorin arbeitet mit dem Auditfragebogen, der vom Rahmenvertrag vorgeschrieben ist.

Für viele Hebammen ist die Vorstellung eines externen Audits angstbesetzt, da viele denken, es käme jemand zu ihnen nach Hause und sie müssten alle Schränke und Taschen öffnen, damit die Auditorin alles sehen kann.

Dem ist nicht so.

Externe Audits können auch mit der sogenannten „Remote Audit-Methode“ durchgeführt werden. Das heißt, dass das Audit anhand einer Dokumentationsprüfung stattfindet.

Zu den Dokumenten zählen:
- Ergebnisse der Selbstbewertung
- QM-Handbuch (QM-Dokumente)
- Fortbildungsplan
- statistischer Erhebungsbogen (QUAG e.V.)
- ggf. Maßnahmenplan

Fragen können hierzu zwischen Hebamme und Auditorin telefonisch geklärt werden.

Die interne Auditorin hat eine Qualifikation nach DIN EN ISO 19011 vorzuweisen, um zur Überprüfung legitimiert zu sein. Die Auditorin sendet nach abgeschlossenem Audit das Ergebnis (Beiblatt 1) an die Hebamme. Diese heftet den Nachweis in ihren QM-Unterlagen ab.

Audit durch eine externe Auditorin
1. Nach Einführung des QM-Systems erstmalig durchzuführen, jeweils im Abstand von drei Jahren
2. Freie Auswahl der externen Auditorin
3. Informieren der Auditorin über die Qualitätsanforderungen des Rahmenvertrages
4. Zusenden der Dokumente (siehe oben)
5. Dokumentenprüfung und Auditergebnisprotokoll durch die Auditorin
6. Abheften des Auditergebnis in den QM-Unterlagen
7. Ggf. Verbesserungsmaßnahmen festlegen (siehe Maßnahmenplan, S. 72)

Tabelle 7: Organisation des Audits durch eine externe Auditorin

Auswertung und Maßnahmenplanung

Durch jährlich durchgeführte Selbstbewertung, Risikoanalyse und Feedback entstehen erkennbare Verbesserungspotenziale. Diese Verbesserungspotenziale werden mithilfe eines Maßnahmenplanes festgehalten.

Genauso verhält es sich bei einem Audit durch Externe. Auch hier gibt es Vorschläge zur Verbesserung der Arbeit oder dem damit verbundenen QM-System.

Nachdem die einzelnen Maßnahmen im Maßnahmenplan festgelegt wurden, kommt der PDCA-Zyklus, wie in Kapitel „PDCA-Zyklus", S. 57) beschrieben, zur Anwendung.

Wichtig hierbei ist, dass mögliche Fehlerquellen schon bei der Planung analysiert werden, um Risiken zu vermeiden.

Maßnahmenplan

Ergebnis/Erwartung/ Abweichung	Maßnahme	Bis wann	Fertig am
QM ist gesetzlich gefordert	Einführen eines QM-Systems	1. Sep. 2016	
E-Check nicht durchgeführt	Beauftragung einer Firma für den E-Check	5. Juni 2015	15. Mai 2015
Schlechtes Zeitmanagement (Ergebnis aus Kundenevaluation)	Fortbildung: „Zeitmanage-ment" (s. Fortbildungsplan Kapitel „Fort- und Weiterbildungen", S. 53)	10. Okt. 2015	

Praxisbeispiel 23: Maßnahmenplan

Perinatalerfassung von Geburten im häuslichen Umfeld

Die Hebammenverbände Deutschlands führten vor der Gründung der QUAG e.V. (Gesellschaft für Qualität in der außerklinischen Geburtshilfe) zum 1.7.1996 die bundesweite Erhebung der außerklinischen Geburten ein. Dieses Qualitätsmanagement-Verfahren ist durch die Eigeninitiative der Hebammen in interdisziplinärer Zusammenarbeit mit Gynäkologinnen, Sozialwissenschaftlern u.a. entstanden. Die Dokumentation war für die in der außerklinischen Geburtshilfe freiberuflich tätigen Hebammen bis dato freiwillig. Die Verbände setzten dabei auf die Eigenverantwortung der Hebammen, die unter anderem die Dokumentation und die Qualitätssicherung ihrer Hebammentätigkeit als Selbstverständnis ansahen. Die bundesweite Erhebungsquote von ca. 80 % bestätigte diese Annahme.

Mit der neuen Regelung zum Qualitätsmanagement wird für Hebammen, die Geburten im häuslichen Umfeld (Hausgeburten) durchführen, die Teilnahme an der Perinatalerhebung als ein weiteres Qualitätsmerkmal verbindlich. Eine umfassende Dokumentation aller außerklinischen Geburten untermauert die hohe Qualität der geleisteten Arbeit und bietet eine gute Grundlage, um eine klare Position in der Öffentlichkeit zu beziehen.

Die einzelne Hebamme kann sich direkt bei QUAG e.V. anmelden: http://www.quag.de/quag/perinatalerfassung.htm

Die Dokumentation der außerklinischen Geburten:

- dient der Bestandsaufnahme der Versorgungsstruktur
- belegt eine differenzierte Entscheidung von Hebammen und Schwangeren für eine außerklinische Geburt
- untermauert die Eigenverantwortung der Berufsgruppe der Hebammen
- belegt eine situationsgerechte Schwangerschafts- und Geburtsbegleitung
- belegt die Chance des Neugeborenen auf ein positives "Fetal Outcome" durch ein individuelles Zeitmanagement.

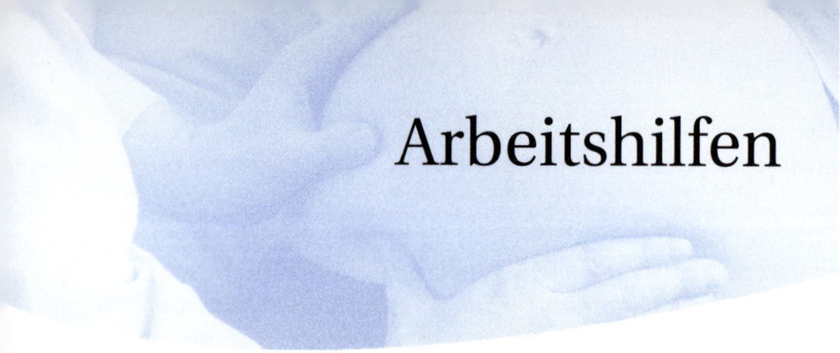

Arbeitshilfen

Es gibt zwar nicht viele Arbeitshilfen, auf die Hebammen bzgl. des Aufbaus eines QM-Systems zurückgreifen können, aber immerhin ein paar. Da es kein Richtig und kein Falsch bei der Erstellung eines QM-Systems gibt, können die Dokumente der verschiedenen Systeme auch miteinander kombiniert werden. Die einzige Pflicht ist, dass die gesetzlichen und behördlichen Vorgaben enthalten sind.

QM-Systeme und Vorgabedokumente

Das **„Hebammenkompetenzprofil"** aus dem Elwin Staude Verlag, das 2009 von Christiane Schwarz entwickelt und 2014 von Denize Krauspenhaar erweitert wurde, ist ein Ordner mit Vorgabedokumenten, die sowohl als Papier-Version als auch als digitale Version genutzt werden können. Die Dokumente berücksichtigen die gesetzlichen Vorgaben und bieten eine gute Struktur beim Aufbau eines eigenen QM-Handbuchs. Beispiele, wie diese Vorgabedokumente ausgefüllt werden können, finden Sie als Web-Plus zu diesem Buch auf den Internetseiten des Elwin Staude Verlags. Die genaue Internetadresse und den Zugangscode finden Sie im Impressum auf Seite 2.

QM-System für die freiberufliche Hebamme vom DHV. Dieses QM-System steht allen Mitgliedsfrauen kostenlos als Datei auf der Homepage, www.hebammenverband.de, zu Verfügung. Es ist ein fertiges QM-System nach DIN EN ISO 9001:2008. Es muss individuell an die Arbeit der freiberuflichen Hebamme angepasst werden. Hierzu bieten die Landesverbände Handbuchschulungen für das QM-System an.

„Qualität in der Hebammenarbeit" vom Hebammenverband in Niedersachsen. Der Landesverband bietet Schulungen an. Auf der Homepage finden Hebammen im geschützten Mitgliederbereich zahlreiche Dokumente zum Thema. Der Landesverband bietet auch eine Ausbildung zur Qualitätszirkel-Moderatorin an. Steht das eigene System, kann man dies durch eine Prüfung mit einem Qualitätssiegel versehen. Weitere Informationen: www.qualitätimwochenbett.de.

Weiterführende Literatur und Informationen

- Evidenz & Praxis, Buchreihe aus dem Elwin Staude Verlag, www.staudeverlag.de
- Deutscher Hebammenverband: Praxisbuch für Hebammen: Erfolgreich freiberuflich arbeiten. Stuttgart: Hippokrates Verlag, 2011
- Knobloch R., Selow M. (Hrsg.): Dokumentation im Hebammenalltag. München: Elsevier, 2010
- „Fälle für Alle", www.fälle-für-alle.org. Auf diesem Portal können Mitglieder des Vereins und Mitglieder der Hebammenverbände kritische Situationen und Best Practice Fälle einsehen. Es können auch Fälle eingestellt werden.
- BGW, www.bgw-online.de. Auf dieser Homepage finden Sie weiterführende und aktuelle Informationen zu den Themen Hygiene und Arbeitssicherheit
- AWMF, www.awmf.org. Auf dieser Homepage finden Sie Leitlinien zur Erstellung von Standards.

Als WebPlus zum Buch werden zukünftig weitere Dokumente und Informationen zum Thema Qualitätsmanagement auf den Internetseiten des Elwin Staude Verlags zum Downloaden veröffentlicht. Die genaue Internetadresse und den Zugangscode finden Sie im Impressum auf Seite 2. Zu den Downloads gehören z.B. der Rahmenvertrag mit seinen Anlagen, Anhängen und Beiblättern.

Schlussworte

Sicher haben Sie während des Lesens an der einen oder anderen Stelle gedacht: „Ach, das ist QM?! Das mache ich doch schon so." Es gab aber vielleicht auch Bereiche, bei denen sie gedacht haben: „Ach, das ist QM?! Das habe ich noch nie gehört."

Wir wünschen Ihnen, dass Sie mit dem vorliegenden Buch eine Brücke schlagen können zwischen diesen beiden Bereichen und die Anregungen, die wir hier gesammelt haben, für ihre tägliche Arbeit nutzen können.

Qualitätsmanagement ist Selbstmanagement.

Nehmen Sie sich Zeit, und fangen Sie Stück für Stück an. Das Buch kann Ihnen keine Fortbildung in den Bereichen ersetzen, aber es kann Sie beim Aufbau Ihres Qualitätsmanagementsystems begleiten.

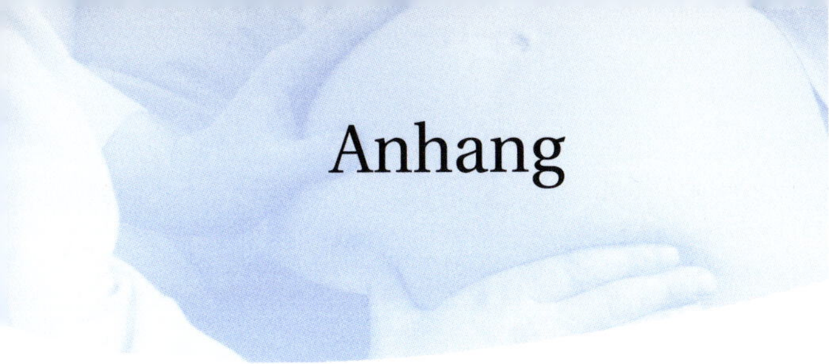

Anhang

Stichwortverzeichnis

Quellen

DGGG (Deutsche Gesellschaft für Gynäkologie und Geburtshilfe e.V.), DDG (Deutsche Diabetes Gesellschaft): **Gestationsdiabetes mellitus (GDM). Diagnostik, Therapie und Nachsorge.** AWMF Leitlinie S3 8/2011

Deutscher Hebammenverband e.V.: **Schwangerenvorsorge durch Hebammen.** Stuttgart: Hippokrates Verlag, 2014

Deutscher Hebammenverband e.V.: **Praxisbuch für Hebammen: Erfolgreich freiberuflich arbeiten.** Stuttgart: Hippokrates Verlag, 2011

Gruber P., Krauspenhaar D.: **Fälle für Alle: Aus Fehlern lernen.** Hebammenforum 7/2013, S. 614

Gruber P., Oehler K., Schwarz C.: **CTG – verstehen, bewerten, dokumentieren.** Hannover: Elwin Staude Verlag, 2013

Krauspenhaar D.: **Qualitätsmanagement in Geburtshäusern.** DHZ 1/2014, S. 32

Köck C.: **Qualitätsmanagement als Weg zur Organisationsveränderung im Krankenhaus.** In: Bellabarbara J., Schnappauf D. (Hrsg.): Organisationsentwicklung im Krankenhaus, Göttingen 1996, S. 39

Offermann C.: **Selbst- und Qualitätsmanagement für Pflegeberufe: ein Lehr- und Arbeitsbuch.** Göttingen: Verlag Hans Huber, 2002

Offermann C.: **Mit Herz und Verstand.** Hebammenforum 7/2013, S. 598

Paula H.: **Patientensicherheit und Risikomanagement.** Heidelberg: Springer Medizin Verlag, 2007

Pfundtner R.: **Geschichte des Qualitätsmanagement.** In: Zollondz 2001, S. 294-299

Schüttelkopf E. M.: **Lernen aus Fehlern. Wie man aus Schaden klug wird.** Freiburg: Haufe-Lexware, 2015

Knobloch R., Selow M. (Hrsg.): **Dokumentation im Hebammenalltag.** München: Urban &Fischer Verlag in Elsevier, 2010

Selow M.: **Frei in der Form.** DHZ 1/2014, S. 15

Selow M.: **QM in der Freiberuflichkeit, Teil 13: Hygiene nach Plan.** DHZ 5/2015, S. 64

Selow M.: **QM in der Freiberuflichkeit, Teil 3: Recht umsetzen.** DHZ 5/2014, S. 34

Selow M.: **QM in der Freiberuflichkeit, Teil 9: Unter der Rose.** DHZ 12/2014, S. 62

Sicksch M.: **Ganzheitliche Steuerung im Gesundheitswesen durch Qualitätsmanagement. Anforderungen an das Qualitätsmanagementsystem.** München: AVM, 2013

Schreiber G.: **QM-Systeme im Gesundheitswesen. Prozesse gestalten.** DHZ 1/2014, S. 20

Schwarz C., Stahl K.: **Grundlagen der evidenzbasierten Betreuung.** Hannover: Elwin Staude Verlag, 2013

Sozialgesetzbuch V § 134a, Stand 17.12.2014

Stenz G.: **Qualitätszirkel. Laut denken.** DHZ 1/2014, S. 41

Thomas H.: **Wie entwickle ich (m)einen Standard?** Hebammenforum 7/2013, S. 610

Vomberg E.: **Praktisches Qualitätsmanagement. Ein Leitfaden für kleinere und mittlere Soziale Einrichtungen.** Stuttgart: Kohlhammer Verlag, 2010

Wessel K.-F., Masing W., Ketting M., König W. (Hrsg.): **Qualitätsmanagement – Tradition und Zukunft.** München: Carl Hanser Verlag, 2003

https://www.bgw-online.de/DE/Home/home_node.html

www.fälle-für-alle.org

http://www.gesetze-im-internet.de/amg_1976/

http://www.gesetze-im-internet.de/ifsg/

http://www.gesetze-im-internet.de/mpg/

http://www.gesetze-im-internet.de/mpbetreibv/

www.quag.de

www.patienten-rechte-gesetz.de

Zollondz H.-D.: **Grundlagen Qualitätsmanagement: Einführung in Geschichte, Begriffe, Systeme und Konzepte.** Oldenbourg Wissenschaftsverlag München 2006